Katrin Naglo

Hemiplegie nach Schlaganfall, Schädelhirntrauma und anderen Hirnerkrankungen

Ein Ratgeber für Betroffene und Angehörige

Die Autorin

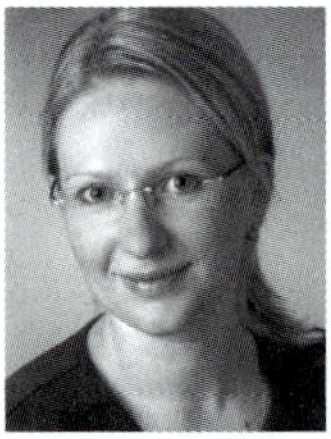

Katrin Naglo
ist „Staatlich anerkannte Ergotherapeutin" und arbeitet seit dem Jahre 2001 in der Rehabilitationsklinik „Jesuitenschlössl" in Passau mit neurologisch erkrankten Patienten.
Ihr Arbeitsschwerpunkt ist neben der sensomotorischen Rehabilitation der Patienten auch die Beratung der Angehörigen.
Nebenberuflich ist sie in einer Ergotherapie-Praxis tätig und behandelt ambulant Schlaganfallpatienten.

Katrin Naglo

Hemiplegie nach Schlaganfall, Schädelhirntrauma und anderen Hirnerkrankungen

Ein Ratgeber für Betroffene und Angehörige

Das Gesundheitsforum

Schulz-Kirchner Verlag

Bibliografische Information der Deutschen Nationalbibliothek

Die Deutsche Nationalbibliothek verzeichnet diese Publikation in der Deutschen Nationalbibliografie; detaillierte bibliografische Daten sind im Internet über http://dnb.d-nb.de abrufbar.

Die Informationen in diesem Ratgeber sind von der Verfasserin und dem Verlag sorgfältig erwogen und geprüft, dennoch kann eine Garantie nicht übernommen werden. Eine Haftung der Verfasserin bzw. des Verlages und seiner Beauftragten für Personen-, Sach- und Vermögensschäden ist ausgeschlossen.

Besuchen Sie uns im Internet: www.schulz-kirchner.de

1. Auflage 2007
ISBN 978-3-8248-0510-5

Fachlektorat: Beate Kubny-Lüke
Lektorat: Doris Zimmermann
Umschlagentwurf und Layout: Rebecca Forst
Umschlagfotos: Archiv DVE und Schulz-Kirchner Verlag
Druck und Bindung: wd print + medien GmbH & Co., Wetzlar
Printed in Germany

Inhaltsverzeichnis

Vorwort zur Reihe

Die „Ratgeber für Angehörige, Betroffene und Fachleute" vermitteln kurz und prägnant grundlegende Kenntnisse (auf wissenschaftlicher Basis) und geben Hilfestellung zu ausgewählten Themen aus den Bereichen Ergotherapie, Sprachtherapie und Medizin.
Die Autorinnen und Autoren dieser Reihe sind ausgewiesene Fachleute, die seit vielen Jahren als Therapeuten in der Behandlung und Beratung und/oder als Dozenten in der Aus- und Weiterbildung tätig sind. Sie sind jeweils für den Inhalt selbst verantwortlich und stehen Ihnen für Rückfragen gerne zur Verfügung.

Im vorliegenden Band „Hemiplegie nach Schlaganfall" hat Katrin Naglo, selbst Ergotherapeutin in Klinik und Praxis mit dem Schwerpunkt Neurologie, ihre Erfahrung in der Arbeit nicht nur mit Betroffenen, sondern auch mit deren Angehörigen zusammengefasst.

In verständlicher Form wird ein Überblick über die Hintergründe des Schlaganfalls gegeben, sodann eine Darstellung der Probleme, die für die Betroffenen hieraus resultieren. Es folgt der wichtige Teil der entsprechenden therapeutischen Hilfen sowie die Möglichkeiten der Unterstützung im sozialen Umfeld. Im Anschluss folgt eine Übersicht mit wichtigen Kontaktadressen, bei denen weitergehende Informationen eingeholt werden können.

Durch die gut nachvollziehbare Sprache kann das Buch dazu beitragen, die im Rahmen der Therapie oft mündlich gegebenen Informationen zu festigen. Es empfiehlt sich daher als gute Ergänzung der therapeutischen Behandlung. Der Behandlungserfolg kann durch die größere Transparenz verbessert werden, die Vorschläge für Heimübungsprogramme sind alltagsnah und mithilfe der Fotos auch leicht durchführbar.

Wir hoffen, mit diesem Ratgeber dazu beizutragen, dass der alltägliche Umgang mit Menschen mit Hemiplegie von weniger Schwierigkeiten geprägt ist und so die Belastungen der Betroffenen selbst und deren Angehörigen verringert werden können.

Arnd Longrée
Herausgeber für den DVE

Hemiplegie - Was ist das?

Was bedeutet der Begriff „Hemiplegie"?

Die Begriffe Hemiplegie und Hemiparese bezeichnen eine Halbseitenlähmung nach einer neurologischen Schädigung.
In der Bevölkerung wird mit einem Schlaganfallpatienten oft ein ganz bestimmtes Bild assoziiert und Begrifflichkeiten werden aus Unkenntnis manchmal nicht genau benutzt.
So kann es zum Beispiel passieren, dass ein Patient mit einer Parese als „gelähmter Patient" bezeichnet wird, obwohl er Restfunktion hat und Arm oder Bein bewegen kann, wodurch die Fähigkeiten des Patienten unterschätzt werden.

Hemi-: (griech.) Wortteil mit der Bedeutung „halb", „einseitig"
Plegie: (griech. Schlag) Vollständige Lähmung
Parese: (griech. Erschlaffung) Unvollständige Lähmung

Hemiplegie: Vollständige Lähmung einer Körperhälfte. Der Patient kann mit dem betroffenen Arm/Bein keine sichtbare Aktivität ausführen.
Hemiparese: Unvollständige Lähmung einer Körperhälfte. Der Patient kann seine betroffene Körperhälfte in gewissem Maß selbst bewegen.

Lähmung: Oberbegriff für die Minderung (Parese) bzw. den Ausfall (Plegie) der Funktionen eines Körperteils oder Organsystems.

Im Bereich der Neurologie bedeutet „Lähmung" die Minderung der motorischen oder sensiblen Funktionen eines Nervs mit Bewegungseinschränkung bzw. -unfähigkeit (motorische Lähmung) oder quantitative Sensibilitätsstörungen (sensible Lähmung) (Pschyrembel, 1998).

Man unterscheidet außerdem zwei Arten der Lähmung:

Schlaffe Lähmung: Der Muskeltonus (bzw. die Muskelspannung) ist kurz nach dem auslösenden Ereignis stark herabgesetzt (= Hypotonus).

- Arm und Bein auf der betroffenen Seite fühlen sich schlaff an und können vom Patienten selbst weder gehalten noch bewegt werden, man spricht von einer „schlaffen Plegie".

- Können willkürlich geringste Bewegungen ausgeführt werden, z.B. Arm, Finger oder Fuß bewegt werden, dann spricht man von einer „schlaffen Parese".

Spastische Lähmung: Die Muskulatur entwickelt nach einiger Zeit eine hohe Spannung (= Hypertonus). Die betroffenen Körperteile fühlen sich fest an und können nur schwer von einer Hilfsperson bewegt werden.

- Kann der Patient nur mit großer Anstrengung wenige stereotype Bewegungen ausführen, spricht man von einer „spastischen Parese".
- Ist der Patient aufgrund des hohen Muskeltonus überhaupt nicht in der Lage, die betroffenen Körperteile zu bewegen, spricht man von einer „spastischen Plegie".

Im deutschen Sprachgebrauch werden die Begriffe Hemiplegie und Hemiparese häufig synonym benutzt, wobei der Begriff „Hemiplegie" überwiegend verwendet wird.

Auf die Muskelspannung eines paretischen oder plegischen Armes oder Beines bezogen, kann es zu Mischformen kommen, z.B. schlaffe Lähmung der Schultermuskulatur, so dass der Oberarmkopf aus der Schultergelenkspfanne heraushängt, aber gleichzeitig eine spastische Beugung des Handgelenks und der Finger auftritt.
Beim betroffenen Bein kann die Muskelspannung im Knie oder in der Hüfte verringert sein, im Fuß- oder Zehenbereich jedoch erhöht.

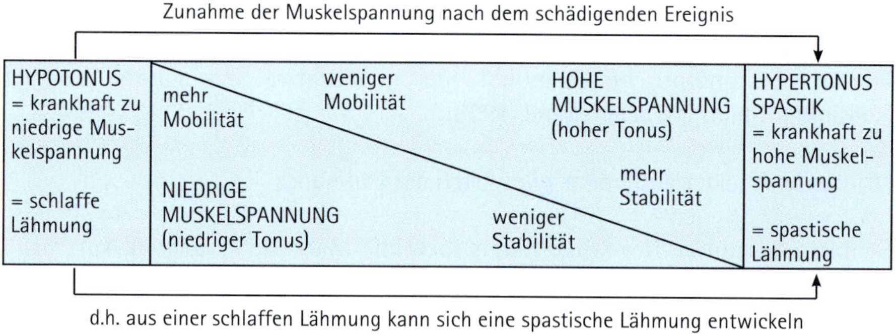

Abb. 1: Veränderung der Muskelspannung bei hemiplegischen Patienten (modifiziert nach Aichner/Holzer, 2000)

Wie wirkt sich eine Hemiplegie auf den Körper aus?

Bei einer schweren neurologischen Schädigung zeigt sich eine schlaffe Lähmung einer gesamten Körperhälfte (Gesicht, Arm, Rumpf, Bein). Es ist diejenige Körperhälfte betroffen, die gegenüber dem Ort der Schädigung im Gehirn liegt. Hatte der Patient beispielsweise eine Hirnschädigung (durch einen Schlaganfall, ein Schädelhirntrauma o.Ä.) in der rechten Hirnhälfte, so zeigt sich die Lähmungserscheinung auf der linken Körperseite.

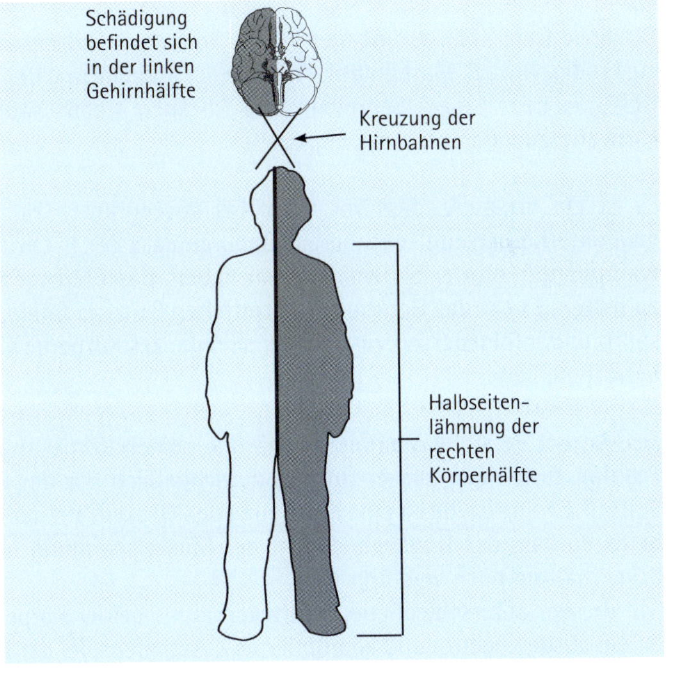

Abb. 2: Erscheinungsbild einer Halbseitenlähmung

Begleitend zur Bewegungsunfähigkeit der betroffenen Körperseite kommen Wahrnehmungsstörungen hinzu. Das kann bedeuten, dass der Betroffene seine gelähmte Körperseite überhaupt nicht spürt und somit nicht weiß, wo sich z.B. sein betroffener Arm befindet. Auch Reize von außen, z.B. Berührungen oder Temperaturveränderungen, können nicht oder nur in veränderter Form wahrgenommen werden.

Der Grund für diese Auswirkungen liegt in der Kreuzung der Hirnbahnen und der unterschiedlichen Zuständigkeit beider Gehirnhälften für bestimmte Körperfunktionen.

Die rechte Gehirnhälfte ist beispielsweise zuständig für die zeitliche und räumliche Orientierung, die Konfliktverarbeitung, die Planung von Handlungen und für das Erkennen von Zusammenhängen.
Bei Personen, die eine rechtsseitige Hirnverletzung erlitten haben, können deshalb folgende Zusatzstörungen auftreten:

- Wahrnehmungsstörung
- Nichtbeachtung der linken Körperhälfte
- reduzierter Eigenantrieb
- Wesensveränderung (reizbar, stur, weinerlich, ...)

Die linke Gehirnhälfte hingegen ist für komplexe logisch-analytische Aufgaben zuständig, wie z.B. Mathematik. Ausfälle der Sprache und des Verstehens, Schwierigkeiten beim Lesen, Schreiben und Rechnen treten häufig bei linksseitigen Hirnverletzungen auf.

Es ist ein Irrglaube, dass vor allem bei ausgeprägten Hemiplegien die „nicht gelähmte Körperseite" gesund ist! Dadurch dass der Patient sich nur zur Hälfte wahrnimmt, kann er Schwierigkeiten haben, das Gleichgewicht zu finden und zu halten. Er hat das Gefühl, zur betroffenen Seite zu fallen, da er diese ja nicht spürt, und infolgedessen verlagert er sein ganzes Körpergewicht auf die weniger betroffene Seite.

Der Patient ist ständig damit beschäftigt, seinen Körper in eine für ihn sichere Position zu bringen und er tut dies ausschließlich mit der weniger betroffenen Seite. Die Folge davon ist eine Kräftigung der Muskeln auf der weniger betroffenen Seite, so dass das Ungleichgewicht der Muskelspannung und -aktivität beider Körperhälften noch verstärkt wird.
Mit diesem unterschiedlichen Kräfteverhältnis beider Körperhälften zueinander ist ein ausgewogenes und koordiniertes Zusammenspiel der Muskeln und Nerven nicht möglich.
Der Patient macht die Erfahrung, dass er das, was er machen möchte, mit der weniger betroffenen Körperhälfte ausführt und er vernachlässigt somit die betroffene Seite. Der Körper reagiert darauf mit einer Tonuserhöhung auf der betroffenen Seite.

Wenn die stärker betroffene Seite nicht ausreichend bewegt wird oder sich immer in der gleichen Stellung befindet, kann sie mehr oder minder schnell versteifen.
Die Bewegungsversuche des Patienten geschehen durch übermäßigen Kraftaufwand der weniger betroffenen Seite. Dadurch verspannt sich vor allem die Beugemus-

kulatur auf der stärker betroffenen Seite und führt zu dem typischen Bild eines „spastischen Hemiplegikers".
Dieser Vorgang kann nur durch therapeutische Anwendungen gemindert oder aufgehalten werden.
In ihnen lernt der Patient, sich so zu bewegen, dass die gesunde Seite nicht zu viel Aktivität übernimmt und die betroffene Seite in die Bewegungen miteinbezogen wird.

Begleitend zur Lähmung der Muskulatur kann die Sensibilität ganz oder teilweise gestört sein (siehe Kapitel „Störungen der Sensibilität und Wahrnehmung").

Die beeinträchtigten Bewegungsmöglichkeiten eines halbseitig gelähmten Patienten nennt man Bewegungsmuster, weil sie bei vielen Patienten in gleicher oder ähnlicher Weise auftreten.
Nachfolgend wird ein „klassisches" Bewegungsmuster beschrieben, welches in dieser Form oft mehr oder weniger ausgeprägt bei vielen schwerer betroffenen Patienten auftritt:

- **Kopf** – Er ist zur hemiplegischen Seite geneigt, mit Blickrichtung zur indirekt betroffenen Seite.
- **Obere Extremität** – Der stärker betroffene Arm bzw. die Hand befindet sich oft dauerhaft in Beugestellung, die hemiplegische Schulter kann nach hinten geneigt sein, zwischen Schultergelenkspfanne und dem Oberarmkopf befindet sich eventuell ein sicht- und/oder tastbarer Spalt (siehe Kapitel „Weitere Störungen der Bewegungsfähigkeit"), bei körperlicher Anstrengung nimmt die Beugung von Arm und Hand zu.
- **Rumpf** – Die Bewegungen im Rumpf sind oft eingeschränkt, die stärker betroffene Rumpfseite kann nach hinten geneigt sein.
- **Untere Extremität** – Das stärker betroffene Bein ist im Kniegelenk meist überstreckt, die stärker betroffene Beckenseite ist oft nach oben gezogen und nach hinten geneigt, die Fußspitze kann oftmals nicht nach oben gezogen werden.

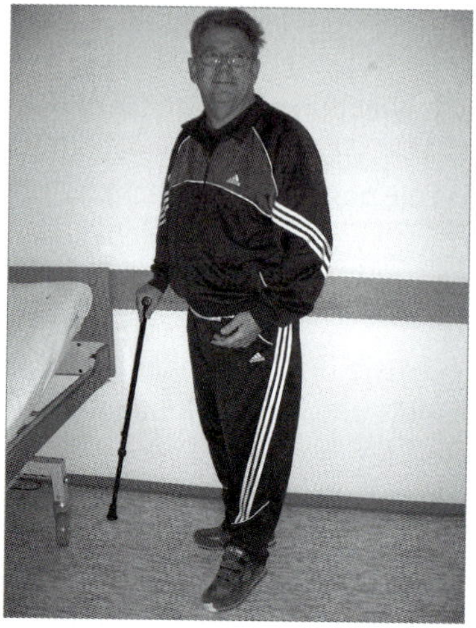

Abb. 3: Klassisches „Haltungs- und Bewegungsmuster bei Hemiplegie"

Die o.g. Bewegungs- und Sensibilitätsstörungen können sich (je nach Schweregrad der Hirnschädigung) verschlechtern, manifestieren oder auch zurückbilden.
Viele Patienten erlernen in der Rehabilitationsklinik oder während der ambulanten Therapie das Gehen mit Hilfsmitteln (z.B. Rollator, Stock), zumindest im Zimmer. Außerdem wird daran gearbeitet, dass Alltagsaktivitäten wie z.B. Waschen und Anziehen, Toilettengang, Essenszubereitung besser gelingen.

Die Wiederherstellung der Arm- und Handfunktion nimmt bei vielen Patienten mehr Zeit in Anspruch und ist schwieriger zu realisieren. Oftmals können schwer betroffene Patienten nur wenige Fortschritte erreichen, da andere Fähigkeiten erst einmal im Vordergrund stehen, z.B. frei zu sitzen, sich auf eine andere Sitzgelegenheit umzusetzen oder sicher zu stehen.
Trotzdem darf die Behandlung des Armes nicht vernachlässigt werden, es dauert nur vergleichsweise länger bis sichtbare Erfolge eintreten.
Bei guter Erholung bleiben teilweise leichte Resteinschränkungen erhalten, z.B. bei den Fingerfertigkeiten, der Sensibilität bzw. Empfindsamkeit, beim Schreiben, beim Finden und Halten des Gleichgewichts.

In Fachkreisen bestehen unterschiedliche Ansichten darüber, wie lange sich nach einem Schlaganfall die Funktionen in der stärker betroffenen Körperseite bessern können. Einige Fachleute gehen davon aus, dies sei nach einem begrenzten Zeitraum abgeschlossen, andere meinen, dass auch noch Jahre nach dem schädigenden Ereignis Fortschritte erzielt werden können.

Der Zeitraum unmittelbar nach der Schädigung wird als sehr wichtig angesehen, da oftmals eine spontane Erholung eintritt. Patienten und Angehörige sind sehr motiviert und nehmen viele therapeutische Angebote wahr. Gerade deshalb sollte man nach den ersten Wochen und Monaten nicht aufgeben, sondern auch kleine Verbesserungen bemerken.

Je nachdem, in welchem Gehirngebiet das schädigende Ereignis stattgefunden hat, entstehen verschiedene Störungsbilder.

Bei einer **Schädigung des Kleinhirns** tritt oft ein typischer Symptomenkomplex auf:

- Die Bewegungsausführung ist unharmonisch und nicht zielgerichtet.
- Der Aufbau und die Anpassung der Muskelspannung an die jeweilige Bewegung sind gestört.
- Der Patient hat Probleme, das Gleichgewicht zu finden und zu halten.

Ein ähnliches Bild zeigt sich bei **Störungen im Bereich der Stamm- oder Basalganglien**:

- Bei komplexen Bewegungsabläufen ist das Zusammenspiel der verschiedenen Muskelgruppen in Bezug auf Tempo, Kraftdosierung und Zielgerichtetheit vermindert.
- Die Muskelspannung ist verändert, z.B. gesteigert oder vermindert.

Es können sogenannte armbetonte Plegien oder Paresen auftreten, bei denen die Störung hauptsächlich in der mangelnden Bewegungsfähigkeit des betroffenen Armes liegt. Diese mangelnde Bewegungsfähigkeit wird häufig von einer Erhöhung der Muskelspannung in der Beugemuskulatur begleitet. Es gibt jedoch auch Patienten, deren Arm durch die krankhafte Muskelanspannung in Streckung fixiert ist.
Zusätzlich können Sensibilitätsstörungen entstehen.

Dieses Störungsbild kann auch als sogenannte **beinbetonte Hemiplegie oder -parese** die unteren Extremitäten betreffen.

Wodurch kann eine Hemiplegie hervorgerufen werden?

Eine Hemiplegie oder -parese wird durch eine Schädigung des Gehirns hervorgerufen. Abhängig von Größe und Lokalisation des geschädigten Gebietes treten verschiedene Störungsbilder in unterschiedlichen Schweregraden auf.

Auslöser von Hirnschädigungen können sein:
- Durchblutungsstörungen, z.B. Schlaganfall
- Traumatische Schäden, z.B. Schädelhirntrauma
- Tumore
- Genetische Schäden
- Toxische Einwirkungen, z.B. Drogen, Gifte

Durchblutungsstörungen

Durchblutungsstörungen im Gehirn treten oft nur kurzzeitig auf. Manchmal werden sie dem Betroffenen nicht bewusst oder von ihm nicht ernst genommen. Man kann sie jedoch als Vorboten eines drohenden Schlaganfalls bezeichnen und sollte sie daher nicht auf die leichte Schulter nehmen.
Die im Folgenden benannten Symptome sind auf jeden Fall einem Arzt mitzuteilen:
- Schwindelgefühl
- Plötzlich einsetzender, sehr starker Kopfschmerz
- Bewegungsstörungen oder Schwächegefühl auf einer Körperseite, z.B. Bein sackt in sich zusammen
- Kribbel- oder Taubheitsgefühl auf einer Körperseite
- Schwierigkeiten beim Sprechen oder Verstehen von Sprache
- Doppelsehen, Blickfeldverengung oder plötzlicher Verlust der Sehfähigkeit
- Gangunsicherheit oder Sturz aus unersichtlichem Grund
- Schluckbeschwerden

Diese Symptome können einzeln oder kombiniert auftreten. Wenn sie innerhalb von 24 Stunden wieder vorübergehen, spricht man von einer **transitorisch ischämischen Attacke (TIA)**. Dies ist eine leichte Durchblutungsstörung im Gehirn mit vorübergehenden neurologischen Ausfällen.

Die bekannteste Ursache für eine Hemiplegie/-parese ist der **Schlaganfall**, auch **apoplektischer Insult** oder **Apoplex** genannt. Dieser bezeichnet eine akut auftretende Durchblutungsstörung des Gehirns, die zum Absterben von Nervenzellen führt.

In 80% der Fälle entsteht der Schlaganfall durch einen behinderten Blutfluss im Gehirn (Ischämie = i.S.v. blutleer) und zu ca. 20% durch Blutungen in das Nervengewebe (Hämorrhagie = i.S.v. blutungsbedingt).

Die Tabelle auf der nachfolgenden Seite verdeutlicht die verschiedenen Ursachen und Zusammenhänge, die zur Entstehung eines Schlaganfalls führen.

Traumatische Schäden

Neben Durchblutungsstörungen im Gehirn treten als Ursache für eine Hemiplegie oder -parese auch traumatische Schäden auf.
Am häufigsten sind hierbei Schädelhirntraumata (SHT).
Schädelhirntrauma ist der allgemeine Oberbegriff für gedeckte bzw. offene Schädelverletzungen mit Gehirnbeteiligung.
Ein solches Trauma entsteht durch Gewalteinwirkungen auf den Schädel, z.B. bei Unfällen, Stürzen, Schlägereien.

Diese Schädelverletzungen können nach der Dauer der Bewusstlosigkeit, die nach dem traumatischen Ereignis eintritt, eingeteilt werden.
Eine andere Form der Einteilung erfolgt nach Art, Umfang und Folgen der Schädelverletzung.

Bei traumatischen Verletzungen können zusätzliche Komplikationen auftreten, z.B. Schwellungen oder Blutergüsse im Gehirn, die ihrerseits wiederum Ursachen für Hemiplegien oder -paresen sein können (in Abhängigkeit zu den benachbarten Gebieten).

Ischämie

= Hirninfarkt
= 80%

Ursache:

- Mangeldurchblutung

Der Querschnitt eines Blutgefäßes im Gehirn wird verengt, so dass nicht genügend Sauerstoff und Nährstoffe zu den Nervenzellen gelangen können. Wird eine Nervenzelle nur wenige Minuten nicht mit dem nötigen Sauerstoff- und Nährstoffbedarf versorgt, kommt es zu irreparablen Schäden und dies führt letztendlich zum Absterben der betroffenen Nervenzellen.

Die Verengung des Blutgefäßes kann auf mehrere Faktoren zurückgeführt werden:

- Kalk- und Fettablagerungen an der Innenwand des Gefäßes (Arteriosklerose)
- Narbenbildung und Umbauprozesse an der Gefäßwand durch entzündliche Gefäßerkrankungen.

Diese verengten Stellen sind deshalb so gefährlich, weil der Blutfluss behindert wird und sich aufgrund dessen ein Blutgerinnsel (Thrombus) bilden kann. Geschieht dies in einem zum Gehirn hinführenden Blutgefäß und dieses verstopft, so spricht man von einer **Thrombose**.

Durch Störungen der Blutgerinnung, mangelnde Flüssigkeitsaufnahme, Wirkungen oder Nebenwirkungen bestimmter Medikamente und andere Faktoren kann sich das Blut verdicken und Blutgerinnsel im gesamten Körper bilden.
Wenn sich solch ein Blutgerinnsel von der Gefäßwand löst und dann mit dem Blutstrom schwimmt, kann es passieren, dass es in den verengten Gefäßpassagen oder in feinen Gefäßverästelungen stecken bleibt und die nachfolgende Sauerstoff- und Nährstoffzufuhr behindert. Diesen Vorgang bezeichnet man als **Embolie**.

Hämorrhagie

= Hirnblutung
= 20%

Ursache:

- Massenblutung

Besteht über einen längeren Zeitraum hinweg Bluthochdruck und/oder bestehen zusätzlich arteriosklerotische Veränderungen an den Gefäßwänden oder Gefäßfehlbildungen (z.B. ein Aneurysma = sackförmige Ausweitung eines Gefäßes), kommt es zur Dauerbelastung der Blutgefäße, bis sie dem erhöhten Druck nicht mehr standhalten können und platzen.

Dadurch ergießt sich schnell viel Blut ins Hirngewebe und schädigt die Hirnsubstanz. Der Druck im Inneren des Schädels nimmt zu, weil das einströmende Blut nicht abfließen kann.

- Sickerblutung

Brüchig gewordene Hirngefäße, z.B. durch arteriosklerotische Veränderungen, angeborene Gefäßmissbildungen oder durch Infektionen geschädigte Gefäße, können im Laufe der Zeit Risse bekommen und bei Druckanstieg im Kopfinneren, z.B. beim Heben schwerer Gegenstände, beim Erbrechen oder beim Stuhlgang, aufreißen. So gelangt ebenfalls Blut ins Hirngewebe und schädigt es.

Sonderformen der Hirnblutung sind z.B.:

- Subarachnoidalblutung (5%)
- Subdurales Hämatom
- Epidurales Hämatom

Diese verschiedenen Formen von Blutungen sind nach dem jeweiligen Raum im Schädel benannt, in den es eingeblutet hat.

Tab. 1: Ursachen und Zusammenhänge von Ischämie und Hämorrhagie

Tumore

Wenn ein Tumor im Gehirn wächst, dann verdrängt und stört er anderes Gehirngewebe, welches dort angesiedelt ist und seine normale Funktion ausführt.
Abhängig von Größe, Lokalisation und Wachstumsgeschwindigkeit des Tumors kommt es zu leichten bis schweren neurologischen Störungen.
Ist der Tumor räumlich klar abgegrenzt und wächst nur langsam, dann hat das umgebende Hirngewebe die Möglichkeit, sich dieser Raumforderung anzupassen. Es entstehen nur leichte Funktionsbeeinträchtigungen.

Beispiel:	Ein langsam wachsender Tumor drückt auf den Sehnerv. Das kann dazu führen, dass der Patient in bestimmten Positionen, z.B. im Liegen, verschwommene Bilder sieht, jedoch im Stehen normal sehen kann.

Hat der Tumor jedoch eine hohe Wachstumsgeschwindigkeit, dann verdrängt er das umliegende Gewebe massiv und übt hohen Druck aus. Es besteht dann die Gefahr der Einklemmung von Hirnsubstanz, der Entstehung eines Hydrozephalus (= vermehrte Bildung und Ansammlung von Gehirnwasser mit Druckanstieg im Inneren des Schädels) oder des Auftretens eines Schlaganfalls durch den Druck auf die Blutgefäße.
Ist hier das für die Bewegung zuständige Zentrum betroffen, kann eine Hemiplegie oder -parese die Folge sein.
Da bestimmte Tumorformen – eventuell sogar mit dem umgebenden Gewebe – entfernt werden müssen (z.B. durch operative Eingriffe, Bestrahlung, Chemotherapie) kann es durch diese Maßnahmen ebenfalls zu Schädigungen der Hirnsubstanz und somit zu neurologischen Ausfallerscheinungen kommen.

Häufigkeit der Ursachen

- Zu 80% sind Hemiplegie oder -parese auf eine Mangeldurchblutung (ischämischer Insult) zurückführen.
- 10-15% der Störungen entstehen durch Hirnblutung (hämorrhagischer Insult).
- 5% haben als Ursache eine Subarachnoidalblutung (Sonderform der Hirnblutung).

Welche Störungen können zusätzlich zu einer Hemiplegie auftreten?

Weitere Störungen der Bewegungsfähigkeit

Sensomotorische Störungen bezeichnen krankhafte Veränderungen der sensorischen (für Empfindung und Wahrnehmung zuständig) und motorischen (für Bewegungen zuständig) Systeme. Bewegung und Wahrnehmung stehen sehr eng miteinander in Verbindung, denn gerade für das Ausführen von Bewegungen sind sensorische Leistungen wie das Wahrnehmen von Körperpositionen, Schmerzwahrnehmung bei Überbelastung und andere Empfindungen von großer Bedeutung.
Bei hemiplegischen oder hemiparetischen Patienten können verschiedene sensomotorische Störungen einzeln oder auch (vorübergehend) gleichzeitig auftreten. Dies ist einerseits vom Ort der Schädigung abhängig und andererseits davon, wie der Betroffene und seine pflegenden Angehörigen mit den entstandenen Einschränkungen umgehen.

- **Assoziierte Reaktionen**
  Diese treten vor allem dann auf, wenn der Patient körperlich sehr stark gefordert oder überfordert ist. Auch beim Empfinden von Unsicherheit oder Angst können sogenannte assoziierte Reaktionen auftreten. Ein Beispiel hierfür kann die Situation beim Aufstehen sein. Der Patient muss mit veränderten Schwerkraftanforderungen zurechtkommen, das Gleichgewicht halten und er hat eventuell Angst, umzufallen, weil er das betroffene Bein nicht spürt. Als assoziierte Reaktion kann eine verstärkte Beugung des betroffenen Armes eintreten.

  → **Das kann man dagegen tun:**
  Der Patient kann lernen, assoziierte Bewegungen zu kontrollieren. So kann er seine Aufmerksamkeit darauf richten, den Arm z.B. beim Gähnen, Husten nicht so stark zu beugen.

- **Atakische Bewegungsstörungen**
  Hierbei handelt es sich um eine Störung der Koordination von Bewegungsabläufen, d.h. der Patient kann die betroffenen Körperteile nicht ausreichend zielgerichtet bewegen. Wenn er z.B. einen Gegenstand in die Hand nehmen will, hat er Mühe, diesen direkt zu ergreifen; die Bewegung sieht unsicher und zitternd aus.

→ **Das kann man dagegen tun:**

Es ist darauf zu achten, dass die Füße im Sitzen immer Kontakt zum Boden haben, z.B. wenn der Betroffene auf einem Stuhl sitzt.
Außerdem sollte man dem Betroffenen genug Zeit lassen, um den gewünschten Gegenstand zu greifen und ihm wenn nötig behilflich sein.

- **Handödem/Beinödem**

Diese Begriffe bezeichnen eine vermehrte Flüssigkeitsansammlung im Hand-, Unterarm-, Fuß- und/oder Unterschenkelbereich auf der betroffenen Körperseite. Umgangssprachlich nennt man dies eine „geschwollene Hand" oder einen „geschwollenen Fuß".
Durch fehlende Muskelaktivität und verminderte Bewegung wird die Gewebeflüssigkeit nicht vollständig nach oben gepumpt und verbleibt in den Endbereichen der Extremitäten.
Schwellungen behindern die Beweglichkeit und können Schmerzen hervorrufen.

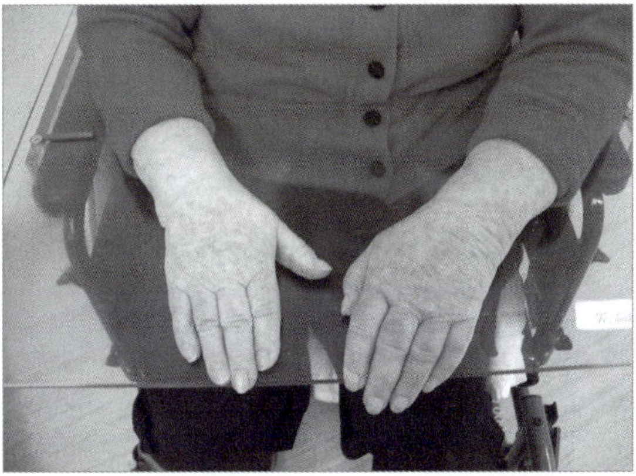

Abb. 4: Handödem/ geschwollene Hand (im Vergleich zur Gegenseite)

→ **Das kann man dagegen tun:**

Man kann die geschwollenen Körperteile hochlagern, z.B. die Hand auf ein Kissen oder auf einen Lagerungskeil legen. Des Weiteren hilft es oftmals, die geschwollenen Körperteile leicht auszustreichen (in Richtung Körpermitte) oder kühlende Umschläge aufzulegen, z.B. Quark (siehe Kapitel „Maßnahmen zur Reduzierung der Schwellung").

- **Hypokinese**

Bewegungsarmut, d.h. dem Betroffenen stehen nicht mehr so viele Bewegungsmöglichkeiten wie vor dem schädigenden Ereignis zur Verfügung. Er benutzt nur noch bestimmte stereotype Bewegungsmuster und agiert nur in einem verminderten Aktionsradius, z.B. lehnt er sich nicht weit genug nach vorne, wenn er an etwas herankommen möchte, oder er dreht sich nicht genügend, wenn er hinter sich blicken will.

→ **Das kann man dagegen tun:**
Man kann einfache Gymnastikübungen mit dem Betroffenen durchführen oder ihn dazu auffordern, bei allen Bewegungen, z.B. beim Umdrehen/Aufsitzen im Bett, Aufstehen, Waschen, usw. selbst mitzuhelfen.

- **Kontrakturen**

„Versteifungen" von Sehnen, Bändern, Muskeln und Gelenken als Folge mangelnder aktiver oder passiver Bewegungen. Ist ein Gelenk versteift, lässt es sich nicht mehr vollständig beugen (Streckkontraktur, z.B. im Kniegelenk) oder strecken (Beugekontraktur, z.B. im Ellbogengelenk).
Kontrakturen treten oft bei schwer betroffenen Patienten auf, die ihre Körperposition nicht selbstständig verändern können, z.B. Patienten im Rollstuhl oder solche, die bettlägrig sind.

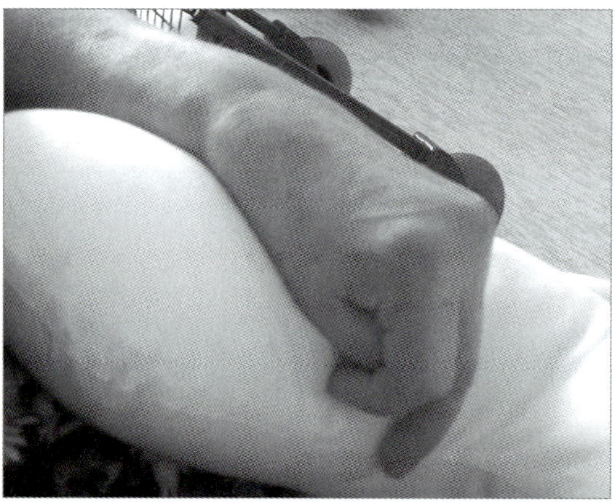

Abb. 5: Versteifungen der Beugesehnen im Hand- und Fingerbereich

→ **Das kann man dagegen tun:**
Alle betroffenen Körperteile sollten von einer Hilfsperson durchbewegt werden, z.B. Arm beugen/strecken, Fuß kreisen (dabei unbedingt auf Schmerzfreiheit achten!). Günstig ist es, wenn eine Fachkraft (Pflegekraft, Physiotherapeut, Ergotherapeutin) die Hilfsperson hierbei zunächst anleitet.
Bettlägerige müssen mehrmals täglich umgelagert werden, z.B. Rückenlage, Seitlage rechts/links, Füße hochlagern, Kopfteil höher/niedriger stellen. Sie sollten auch so oft wie möglich in den Rollstuhl gesetzt werden.

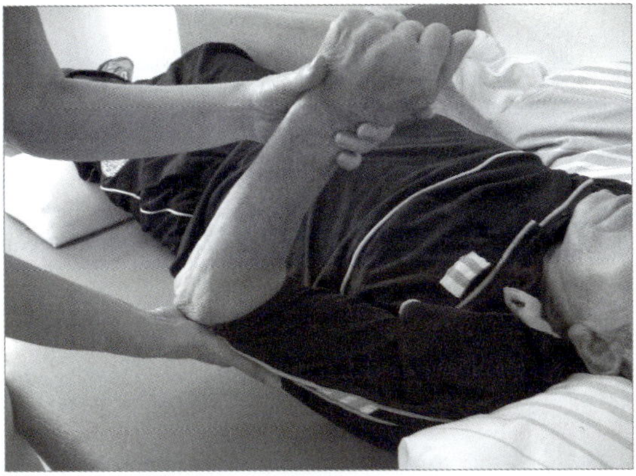

Abb. 6: Beugen und Strecken des betroffenen Armes durch eine Hilfsperson

- **Massenmuster**
  Die Aktivierung aller Muskeln für eine Bewegung oder Handlung erfolgt durch zu große Anstrengung seitens des Patienten, wobei die Aktivierung von Muskeln, die für eine bestimmte Bewegung nicht benötigt werden, nicht verhindert (oder im Fachjargon auch „gehemmt") wird. So kann z.B. beim Gähnen der betroffene Arm entweder in Beugung oder in Streckung geraten, obwohl beim Gähnen in der Hauptsache die Gesichtsmuskulatur beteiligt ist.
  Der Patient kann lernen, ein Massenmuster willkürlich zu hemmen, z.B.
  - durch Selbstinstruktion („beim nächsten Gähnen versuche ich, dass der Arm hängen bleibt") oder
  - durch Fortschritte in der Therapie wird die Kontrolle über unwillkürliche Bewegungen wiedererlangt.

- **Myoklonien**
  Dies sind „kurze ruckartige Zuckungen einzelner Muskeln ohne oder mit nur geringem Bewegungseffekt" (Pschyrembel, 1998, S. 1072).
  Diese Muskelzuckungen treten oft in der stärker betroffenen unteren Extremität auf, z.B. wenn man das Bein auf die Fußstütze des Rollstuhls stellen will oder plötzlich schnelle Lageveränderungen des Fußes vornimmt.

→ **Das kann man dagegen tun:**

Betroffene Körperteile sollten immer langsam bewegt werden. Wenn man den betroffenen Fuß auf den Boden oder auf die Fußstütze stellt und dabei die ruckartigen Zuckungen auftreten, dann kann man den Fuß etwas weiter nach vorne stellen oder mit der Hand einen festen Druck auf das Knie ausüben.

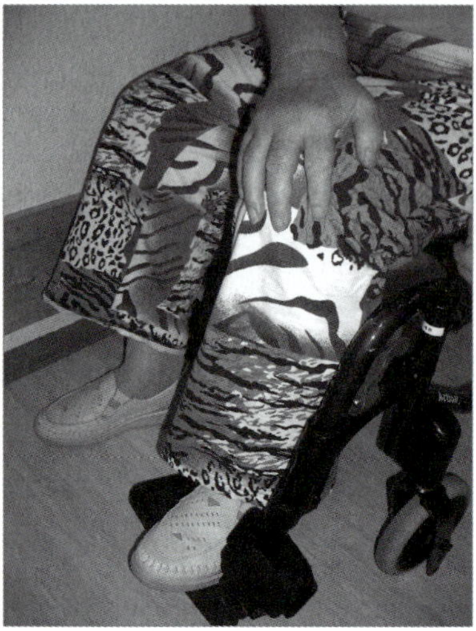

Abb. 7: Druck auf das betroffene Knie stoppt Muskelzuckungen

- **Pusher-Symptomatik** (von „to push" – drücken)
  Hierbei ist die subjektive Körpersenkrechte des Betroffenen verschoben und er drückt sich auf die stärker betroffene Seite, um scheinbar gerade zu sitzen. Er kann sich jedoch mit der stärker betroffenen Seite gar nicht aufrecht halten und fällt folglich um.
  Dieses Phänomen stellt vor allem für die Pflegenden ein Problem dar, denn beim Umsetzen vom Rollstuhl auf die Toilette oder ins Bett drückt der Betroffene mit aller Kraft in die entgegengesetzte Richtung. Die Ursachen für diese Störung sind noch nicht endgültig geklärt, es spielen aber folgende Faktoren eine große Rolle:
  - Raumwahrnehmung
  - Körpereigenwahrnehmung

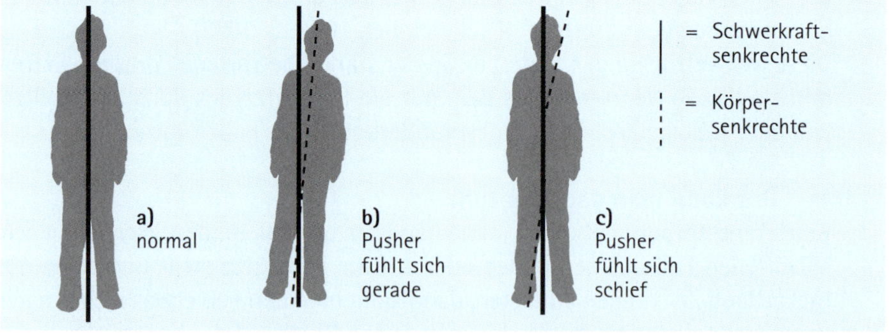

Abb. 8: Verschiebung der Körpersenkrechten bei Patienten mit „Pusher-Symptomatik" (modifiziert nach Habermann/Kolster, 2002)

→ **Das kann man dagegen tun:**

Stabile Begrenzungen auf der weniger betroffenen Seite helfen dem Betroffenen, sich aufrecht zu halten, z.B. Sitzen an der Wand. Man sollte dem Patienten Halte- oder Stützmöglichkeiten auf der weniger betroffenen Seite anbieten, so dass er sich mit der „gesunden" Hand festhalten kann, z.B. Aufstehen mit Festhalten am Handlauf. Man darf den Patienten nicht gewaltsam in die andere Richtung drücken, damit würde man die Pusher-Symptomatik nur verstärken.

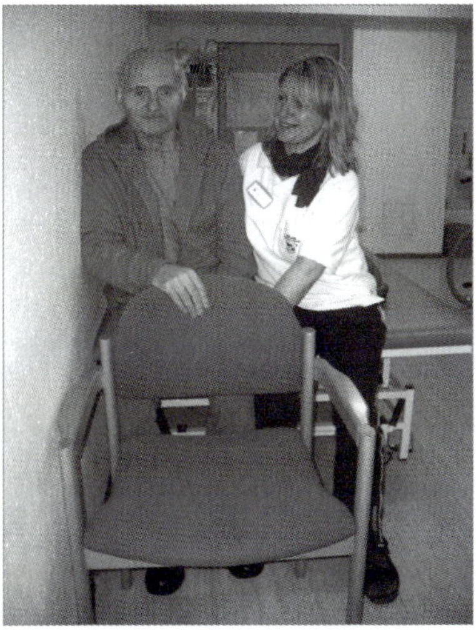

Abb. 9: Zusatzproblem „Pusher-Symptomatik": Sitzen und Aufstehen an einer Wand hilft dem Betroffenen beim Finden der Körpermitte/beim geraden Sitzen

Subluxation

Durch die Lähmung einer Körperseite erschlaffen die Muskeln, die den Oberarmkopf in der Schultergelenkspfanne halten. Es entsteht ein sichtbarer oder tastbarer Spalt. Infolge einer Subluxation kann es zu weiteren Komplikationen kommen, z.B. der „Schmerzhaften Schulter" oder dem „Schulter-Hand-Syndrom" (siehe unten).

→ **Das kann man dagegen tun:**

Es sollte grundsätzlich vorsichtig mit der betroffenen Schulter bzw. dem betroffenen Arm umgegangen werden, d.h. es dürfen weder aktiv noch passiv Bewegungen ausgeführt werden, die dem Patienten Schmerzen bereiten. Außerdem muss darauf geachtet werden, dass der Arm nicht herunterhängt oder eingeklemmt wird. Wenn jemand dem Patienten beim Aufsetzen, -stehen oder Umbetten Unterstützung leistet, sollte vermieden werden, ihn unter die Achseln zu fassen oder ihn mithilfe des sogenannten Rettungsgriffes hochzuheben. Man verursacht damit Verletzungen im Schultergelenk und provoziert Schmerzen.

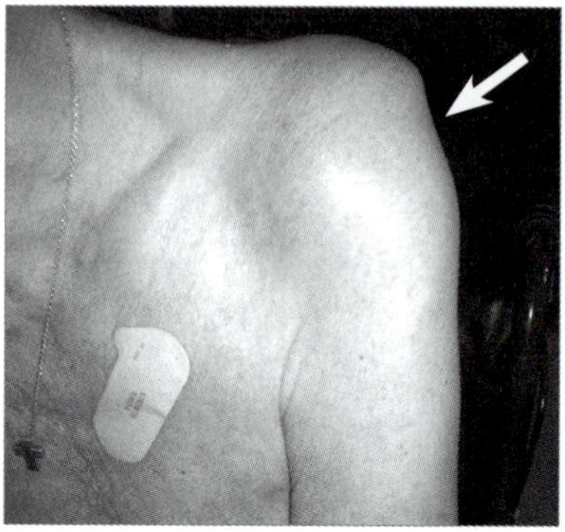

Abb. 10: Subluxierter Oberarmkopf: sicht- und tastbarer Spalt im Schultergelenk auf der hemiplegischen Körperseite

Schmerzhafte Schulter

Diese kann als Komplikation im stärker betroffenen Schulterbereich auftreten, vor allem nach unvorsichtigem oder falschem Umgang mit dem Patienten, z.B. wenn man dem Patienten unter die Achsel fasst und ihn hochzieht, bei Bewegungen des betroffenen Armes über 90° im Schultergelenk, d.h. über Schulterhöhe, durch längeres Herunterhängen oder Einklemmen des Armes, als Folge eines Sturzes oder einer Stauchung.
Das Auftreten dieser Komplikation wirft den Patienten in seiner Genesung meist weit zurück. Deshalb sollte darauf geachtet werden, dass der stärker betroffene Arm grundsätzlich vorsichtig behandelt wird.

→ Das kann man dagegen tun:

Der schmerzhafte Arm muss nahe am Körper gelagert werden (dem Betroffenen sollte die Lagerung keine Schmerzen bereiten). Man kann den schmerzenden Oberarm leicht massieren und nach Absprache mit dem Arzt eventuell mit einer schmerzstillenden Salbe einreiben. Ebenfalls nach Absprache mit dem behandelnden Arzt können geeignete Schmerzmedikamente verabreicht werden.

Schulter-Hand-Syndrom

Eine Steigerung der oben beschriebenen „Schmerzhaften Schulter" ist das „Schulter-Hand-Syndrom". Dabei ist die gesamte betroffene obere Extremität schmerzhaft, im Handbereich bläulich verfärbt und angeschwollen. Die Haut ist gespannt und die passive bzw. die aktive Beweglichkeit ist eingeschränkt.
Auch diese Komplikation tritt vor allem bei unsachgemäßem Umgang mit der betroffenen Schulter (siehe „Schmerzhafte Schulter") auf.

→ **Das kann man dagegen tun:**
Bei Schmerzen sollten Hand und Arm in Körpernähe gelagert werden (siehe Abb. 11). Finger, Hand, Arm und Schulter können leicht durchbewegt werden, wenn der Betroffene dies zulassen kann. Auch das Auflegen von leicht kühlenden Umschlägen wirkt schmerzlindernd.

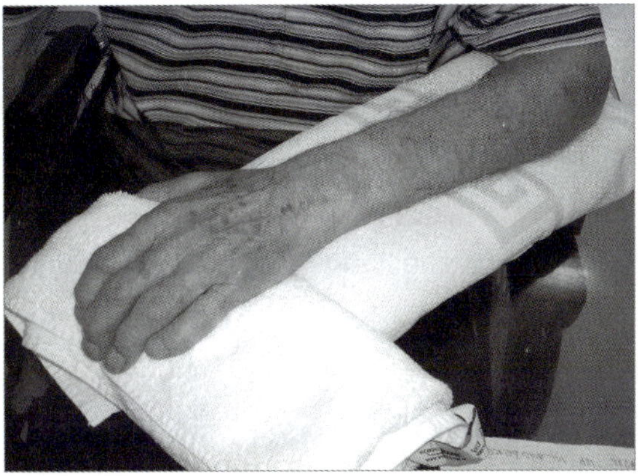

Abb. 11: Lagerung des betroffenen Armes in Körpernähe zur Schmerzlinderung bei Schulter-Hand-Syndrom oder Handödem

Störungen der Sensibilität und Wahrnehmung

Sensibilität ist die „Fähigkeit zur Wahrnehmung verschiedener Reize, die durch Rezeptoren über aufsteigende Nerven und Rückenmarkbahnen zur sensiblen Hirnrinde (Sinneszentren) vermittelt und auf dieser Strecke moduliert werden." (Pschyrembel, 1998, S. 1451f.)

Die Einteilung erfolgt in:

Oberflächensensibilität	Tiefensensibilität
Berührungsempfindung Schmerzempfindung Temperaturempfindung	Bewegungsempfindung Lageempfindung Kraftempfindung Vibrationsempfindung
Stereognosie ist eine gemeinsame Leistung aus Oberflächen- und Tiefensensibilität. Sie meint z.B. die Fähigkeit, einen Gegenstand mit geschlossenen Augen zu ertasten und zu erkennen.	

Sensibilitätsstörungen treten oft in Verbindung mit motorischen Einschränkungen auf, können jedoch auch als isoliertes Defizit in Erscheinung treten. Für den Betroffenen ist eine gestörte Sensibilität in vielfacher Hinsicht problematisch. Zum einen hängt mit der Tiefensensibilität das gesamte Körperempfinden und -bewusstsein zusammen, so dass Lage-, Bewegungs- und Kraftempfindung leicht bis massiv eingeschränkt sein können.
Zum anderen ist die Oberflächensensibilität sehr bedeutend für unser alltägliches Leben. Dazu gehören die Wahrnehmung und Verarbeitung von Schmerz-, Temperatur- und Berührungsreizen, z.B. beim Testen der Wassertemperatur. Insbesondere der Schmerzreiz hat eine Signalfunktion und schützt uns vor Gefahren, wie z.B. Verbrennungen.

Die Störungen der Sensibilität können unterschiedlich abgestuft werden (vgl. Pschyrembel, 1998):

- Störungen der Quantität:
  - völliges Fehlen von Reiz- bzw. Schmerzempfindung
  - herabgesetzte Reiz- bzw. Schmerzempfindung
  - überhöhte Reiz- bzw. Schmerzempfindung

- Störungen der Qualität:
  - andersartige Wahrnehmung von Reizen, z.B. verschobene Reizlokalisation
  - dumpf brennende Schmerzwahrnehmung
  - subjektive Missempfindungen, z.B. „Kribbeln" oder „Ameisenlaufen"

Störungen der höheren Hirnleistungen

Höhere Hirnleistungen werden auch als neuropsychologische Vorgänge bezeichnet und umfassen die Bereiche Orientierung, Aufmerksamkeit, Wahrnehmung, Gedächtnis, Sprache, Rechnen, Lesen und Schreiben. Diese Fähigkeiten können ebenfalls beeinträchtigt sein, vor allem bei Frontalhirn- und Rechtshirnverletzungen. Nach dem Unvermögen einzelner neuropsychologischer Fähigkeiten unterscheidet man zwischen:

Aphasie:	Unfähigkeit, zu sprechen
Agnosie:	Unfähigkeit, Gegenstände zu erkennen
Agrafie:	Unfähigkeit, zu schreiben
Apraxie:	Unfähigkeit, Handlungen oder Bewegungen zu planen und auszuführen
Akalkulie:	Unfähigkeit, zu rechnen
Alexie:	Unfähigkeit, zu lesen
Anosognosie:	Unfähigkeit, die Auswirkungen einer Erkrankung einzuschätzen und auf sich zu beziehen

Ist die jeweilige Fähigkeit noch teilweise vorhanden, wird die Vorsilbe Dys- verwendet, z.B. Dysgrafie.

Nachfolgend werden einige neuropsychologische Störungen erläutert, die sich auch teilweise auf die Ebene der Bewegungsausführung auswirken.

- Apraxie
  „Störung, die das willentliche Ausführen von Bewegungen oder das zweckmäßige Benutzen von Gegenständen betrifft" (Kornhuber/Zierz, 2005, S. 126). Von der Störung sind meist beide Körperseiten betroffen.
  Bezeichnend für dieses Störungsbild ist, dass der Patient trotz intakten Bewegungsvermögens Probleme bei der richtigen Ausführung von Alltagsaktivitäten hat. So kann es sein, dass er Gegenstände nicht ihrem Zweck entsprechend verwendet.

Beispiel:	Der Patient möchte sich mit der Zahnbürste die Haare kämmen.

→ **Das kann man dagegen tun:**
Man sollte den Betroffenen auf den Fehler aufmerksam machen und kann ihm dann Hilfestellung geben, die richtige Handlung auszuführen, z.B. seine Hand mit der Zahnbürste zum Mund führen und mit ihm zusammen die Zähne putzen.

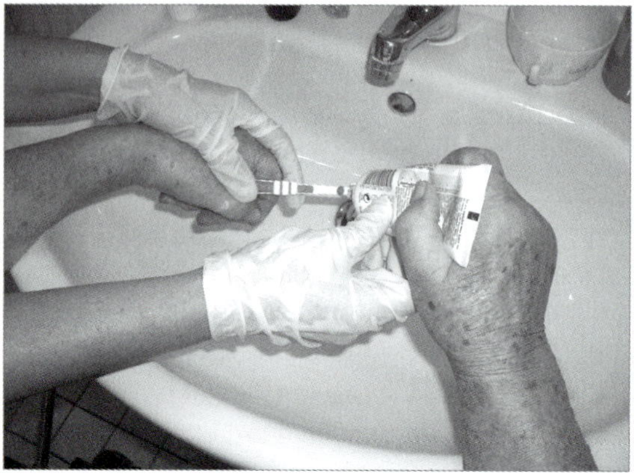

Abb. 12: Führen der Hände des Betroffenen beim Zähneputzen

Typisch für eine Apraxie ist auch die ständige Wiederholung einer einzelnen Handlung.

Beispiel: Der Patient wäscht sich immer wieder das Gesicht.

→ **Das kann man dagegen tun:**

Man sollte dem Betroffenen helfen, die sich wiederholende Handlung zu beenden. So kann man ihm z.B. sagen: „Das Gesicht ist nun gewaschen, jetzt muss der Oberkörper gewaschen werden." Oder man führt den Patienten beim Abschluss der einen Handlung und beim Beginn der nächsten, indem man seine Hand auf die des Patienten legt und mit ihm das Waschen eines anderen Körperteils beginnt.

- **Neglect**

Dieser spezielle Symptomenkomplex (ein sogenanntes Syndrom) tritt vorwiegend bei rechtshirngeschädigten Patienten auf. Er wird als Neglect-Syndrom oder als Neglect bezeichnet.

Neglect bedeutet „negieren" oder „vernachlässigen". Der Patient nimmt sozusagen alle oder einige Reize (z.B. optische, akustische, Berührungsreize) auf der stärker betroffenen Seite überhaupt nicht oder nur eingeschränkt wahr.

Zum Gesamtbild des Neglect-Syndroms gehört auch die Anosognosie, d.h. ein fehlendes Krankheitsbewusstsein. Der Patient fühlt sich in der Lage, alle Fähigkeiten auszuüben, die er vorher auch beherrschte und kann seine körperlichen Einschränkungen nicht wahrnehmen.

Beispiel: Ein Patient ist auf der betroffenen Körperseite gelähmt und kann nicht stabil und sicher sitzen. Er benötigt Hilfe beim Umsetzen, ist jedoch selbst felsenfest davon überzeugt, jederzeit selbstständig aufstehen und gehen zu können. Dies führt dazu, dass er immer wieder versucht aufzustehen, wenn seine Angehörigen nicht im Raum sind und er etwas aus einem anderen Zimmer benötigt. Er fällt dabei wiederholt auf den Boden.

Die aus Krankheitsgründen stark eingeschränkte Selbsteinschätzung erstreckt sich auch auf die Gefahreneinsicht. Wie im Beispiel beschrieben, besteht erhöhte Sturz- und Unfallgefahr.
Meistens wirken Patienten mit einem Neglect-Syndrom sehr hektisch und unvorsichtig, sie sind stark ablenkbar und unkonzentriert.

Zusammenfassung der Neglect-Symptome:

- verminderte Reizwahrnehmung auf der betroffenen Körper- und Raumhälfte
- Vernachlässigung bzw. Nichtbeachtung der betroffenen Körper- und Raumhälfte
- fehlende bzw. eingeschränkte Krankheitseinsicht (Anosognosie)

Störungen der Kau-, Schluck- und Sprechorgane

Die Funktionseinschränkungen können auch das Sprechen, die Sprachbildung oder das Zerkleinern und Schlucken von Speisen betreffen. Und zwar in zweifacher Hinsicht. Erstens durch die Lähmung der dafür zuständigen Muskulatur und zweitens durch eventuell vorhandene Wahrnehmungsstörungen.

Beispiel: Auf der gelähmten Gesichtsseite spürt eine betroffene Frau wenige oder gar keine Reize. Deswegen kann sie auch im Mund verbliebene Speisereste auf der stärker betroffenen Seite schlecht wahrnehmen oder im Mund bewegen und schlucken. Es bleiben daraufhin Reste der Speisen im Mund.

→ **Das kann man dagegen tun:**
Um dies zu verhindern, helfen ihr die Angehörigen dabei, nach jeder Mahlzeit den Mund zu spülen, das Gebiss zu reinigen bzw. die Zähne zu putzen.

Manche Patienten leiden darunter, dass ihre Fähigkeit gestört ist, die Zähne, Zunge oder Mundmuskulatur in der richtigen Weise koordiniert zu bewegen und einzusetzen. Die Patienten wissen dann nicht mehr, wie sie kauen oder schlucken sollen. Sie verschlucken sich häufig oder husten beim Schlucken.

→ **Das kann man dagegen tun:**
Hilfestellung kann nur nach fachlicher Anleitung gegeben werden. Dieses Problem muss unbedingt dem behandelnden Arzt und/oder Logopäden mitgeteilt werden.

Störungen der Sinnesorgane

In unserem Gehirn befinden sich die Leitungsbahnen (Hirnnerven) und Verarbeitungszentralen für äußere Reize. Das Auge nimmt nun beispielsweise ein Bild oder einen Gegenstand wahr und sendet diese Informationen zum Gehirn, wo das Bild analysiert und möglicherweise wiedererkannt wird oder auch positive oder negative Emotionen damit verbunden werden.
Ist auf dem Weg zu diesen Verarbeitungszentren eine Schädigung eingetreten, kann das Bild unter Umständen nicht weitergeleitet, nicht analysiert oder wiedererkannt werden oder wird generell in einer falschen Weise verarbeitet.

- **Hemianopsie**
  Mit diesem Begriff wird ein halbseitiger Gesichtsfeldausfall nach einer Hirnschädigung bezeichnet. Der Betroffene kann die Augen nicht mehr in die betroffene Richtung bewegen. Er muss lernen, den gesamten Kopf zu drehen, wenn er in diese Richtung blicken will.

  → **Das kann man dagegen tun:**
  Man sollte den Patienten auffordern, den gesamten Kopf zu bewegen, wenn er in die beeinträchtigte Richtung schauen möchte.

Folgende Sinnesleistungen können ebenfalls davon betroffen sein:

- Riechen (Verlust bzw. Veränderung des Geruchsempfindens)
- Schmecken (Verlust oder Veränderung des Geschmacksempfindens)
- Sehen (Doppeltsehen, Schielen, Hemianopsie u.a.)
- Hören/Gleichgewicht (Taubheit, Ohrgeräusche, Gleichgewichtsstörungen, Gefühl der Desorientierung im Raum)
- Bewegen der Augen-, Kau-, Gesichts- und Zungenmuskulatur u.a.

Vegetative Störungen

Durch eine Hirnschädigung bzw. ihre Folgen (mangelnde Bewegungsfähigkeit bis zur Bettlägerigkeit) werden viele Systeme des Körpers in ihrer bisherigen Funktionsweise gestört. Dies kann auch Einfluss auf die vegetativen Funktionen haben (vgl. Geisseler, 2005).

- So leiden etliche Betroffene durch die mangelnde Bewegung und eingeschränkte Mobilität unter **Verstopfung oder Darmentleerungsstörungen**, denn die Rumpfmuskulatur ist meist von der Lähmung mit betroffen und die früher automatisch ausgeführten minimalen Kontraktionen der Rumpf- bzw. Beckenmuskulatur sowie die Darmeigenbewegungen kommen praktisch zum Erliegen.
- Ebenso kann es zu **Blasenentleerungsstörungen oder Inkontinenz** kommen. Es kann sein, dass der Harndrang nicht gespürt wird oder aufgrund fehlender Muskelaktivität nicht oder nicht lange genug gehalten werden kann.
- Die neuropsychologischen Symptome können dazu führen, dass die Patienten die **Tageszeiten nicht mehr erkennen** und dann nicht mehr zu ihren „gewohnten" Zeiten (z.B. abends vor dem Zubettgehen, morgens nach dem Aufwachen) zur Toilette gehen.
- Durch den veränderten Tagesablauf und die veränderte Lebenssituation, wie z.B. viele Stunden liegen oder sitzen, weniger Aktivitäten und Bewegung, können **Schlafstörungen** auftreten. Nebenwirkungen von Medikamenten, schnellere Ermüdbarkeit und der veränderte Tag-Nacht-Rhythmus tun ein Übriges. Häufig muss der Betroffene seine Schlaf-Wach-Phasen auch nach den Pflegepersonen richten, das kann z.B. bedeuten, dass der Betroffene vom ambulanten Pflegedienst schon um 18 Uhr zu Bett gebracht wird und erst am Morgen mithilfe des Pflegedienstes wieder aufstehen kann. Die Phase der Bettruhe kann durch solche organisatorischen Gründe ungewohnt lang sein oder zeitlich verschoben stattfinden.
- Manche betroffene Menschen leiden darunter, dass sie **vermehrt schwitzen**. Dann ist häufig der Körper bestimmte Belastungen nicht mehr gewohnt und reagiert extrem auf körperliche Aktivität.

Veränderungen der Psyche

Für manche Patienten ist es sehr schwer, mit der veränderten Lebenssituation umzugehen und sie bekommen eine depressive Reaktion. Das kann sich darin zeigen, dass diese Menschen weniger an ihrem Umfeld teilnehmen, mutlos, traurig und verlangsamt wirken, schnell ermüden und insgesamt nur wenig Gefühle zeigen oder äußern.
Für so manchen Betroffenen scheint die eigene Situation ausweglos zu sein und der Aufwand, der für die Genesung bzw. Besserung aufgebracht werden muss, wirkt riesengroß.
Außerdem können Strategien verloren gegangen sein, mit denen der Betroffene frühere Krisen überwunden hat. Zum Beispiel kann es angesichts des oft langwierigen Genesungsprozesses schwierig sein, eine dauerhaft positive Lebenseinstellung aufrechtzuerhalten oder Optimismus auszustrahlen. Das Verhalten und die Reaktionen der Angehörigen und der Umwelt spielen bei der psychischen Verarbeitung der veränderten Lebenssituation eine große Rolle. Einsamkeit und das Gefühl, ausgeschlossen zu sein oder jemandem zur Last zu fallen, erschweren es den Betroffenen verständlicherweise sehr, wieder Lebensmut und Zufriedenheit zu entwickeln.

Durch die Schädigungen im Gehirn können auch Gehirnregionen betroffen sein, in denen die Empfindungen und Gefühle verarbeitet werden. Dies gilt besonders für den Frontalhirnbereich. Schädigungen im Frontalhirn können dazu führen, dass eine sogenannte Affektlabilität oder Affektinkontinenz auftritt. Kennzeichnend hierfür ist, dass es den Betroffenen nur schwer gelingt, ihre Gefühle zu kontrollieren.

Beispiel:	Es kann sein, dass die Betroffenen auch bei vermeintlich geringen Anlässen weinen oder scheinbar ohne nachvollziehbaren Grund zornig werden.

→ **Das kann man dagegen tun:**
Im einfühlsamen Gespräch mit dem Betroffenen kann man versuchen, den Grund für die Gefühlsausbrüche herauszufinden und ihn zu beruhigen.

Welche Fähigkeiten und Beeinträchtigungen erlebt der Betroffene?

Für die Betroffenen selbst, für ihre Angehörigen sowie für alle Personen, die den Krankheits- bzw. Genesungsprozess direkt (z.B. Pflegedienst, pflegende Angehörige, Therapeuten) oder indirekt (z.B. Kostenträger, Arbeitgeber) begleiten, ist es von großer Bedeutung, herauszufinden, in welchem Maße der Patient in seinen Alltagshandlungen eingeschränkt ist und wie viel Hilfe er benötigt.
In der Rehabilitation verwendet man heutzutage ein Modell zur Beschreibung der Einschränkungen von Patienten, das von der World Health Organisation (WHO) entwickelt wurde.
Das Modell unterstützt die Fachleute dabei, die Probleme eines Menschen umfassend zu beschreiben. Es erleichtert die Kommunikation von Therapeut zu Therapeut (bzw. Arzt oder anderen Fachleuten im Gesundheitswesen).
Dieses Modell wird als ICF (Internationale Klassifikation der Funktionsfähigkeit, Behinderung und Gesundheit) bezeichnet (vgl. Rentsch/Bucher, 2005).
In diesem Modell werden unabhängig von der Diagnose verschiedene Ebenen betrachtet, die möglicherweise von Störungen und Einschränkungen betroffen sind und dem Patienten das Leben erschweren.

Störungen der Körperstrukturen und -funktionen

Zunächst wird erfasst, inwieweit die körperliche Ebene betroffen ist. Unter den Körperstrukturen versteht man z.B. Organe oder Gliedmaßen. Die Körperfunktionen umfassen Fähigkeiten wie z.B. riechen, schmecken, sich konzentrieren.

Schädigungen im Bereich der Körperstrukturen wirken sich in den meisten Fällen negativ auf die Ausführung von Körperfunktionen aus.

Beispiel: Ein Mensch kann nach einem Schlaganfall durch die Hirnschädigung (Störung der Körperstruktur Gehirn) in vielen Körperfunktionen beeinträchtigt sein (schlechtere Fortbewegungsfähigkeit, eingeschränkte kognitive Leistungsfähigkeit, verminderte Belastbarkeit, eingeschränkte Sinnesleistungen, verlangsamte Verdauung, erhöhte Schmerzempfindlichkeit u.v.m.).

Krankheitsbild/Diagnose			
Funktionsfähigkeit und Behinderung		**Kontextfaktoren**	
Körperstrukturen und -funktionen	Aktivitäten Partizipation (Teilhabe am gesellschaftlichen Leben)	Umweltfaktoren Barrieren Förderfaktoren	Personenbezogene Faktoren

Störungen der Aktivitäten

Die Störungen auf der körperlichen Ebene haben in aller Regel Einfluss darauf, wie der Betroffene in seinem Alltag und Beruf zurechtkommt. Manche Tätigkeiten oder Handlungen werden für ihn deutlich schwieriger oder gar unmöglich. In der ICF spricht man hier von Störungen der Aktivitäten.

Störungen bei der Ausführung von Alltagsaktivitäten belasten das Leben des Betroffenen meist sehr. Häufig kann er sich nicht mehr wie gewohnt verständigen, für sich selbst sorgen, sein Leben gestalten oder sich fortbewegen.

Beispiele:

- Sind die Kommunikationsfähigkeiten z.B. durch eine Aphasie eingeschränkt, fällt es dem betroffenen Menschen sehr schwer, seine wichtigsten Bedürfnisse und Wünsche mitzuteilen.
- Für einen Menschen mit einer Hemiplegie kann es sehr schwierig sein, sich ohne Hilfe vom Rollstuhl auf die Toilette umzusetzen oder sich zu waschen, zu duschen und anzuziehen.
- Viele häusliche Tätigkeiten können von betroffenen Menschen nur eingeschränkt ausgeführt werden, z.B. putzen, kochen, Blumen/Tiere versorgen, Wäsche waschen, einkaufen. Das Leben wird dann ohne Hilfe von Pflegedienst, Angehörigen oder Freunden unmöglich.
- Die Bewegung und Fortbewegung kann zu einem großen Problem werden, wenn der Patient in Bezug auf folgende Aspekte beeinträchtigt ist: Körperpositionen beibehalten/verändern, Gegenstände tragen/bewegen/handhaben, gehen und fortbewegen (eventuell mit Hilfsmittel).

Beeinträchtigung der Teilhabe oder Partizipation

Die veränderte Lebenssituation führt in vielen Fällen dazu, dass die Betroffenen auch darin beeinträchtigt sind, am gesellschaftlichen Leben teilzuhaben.

Beispiel:	Durch die eingeschränkte Mobilität und die Notwendigkeit einen Rollstuhl zu benutzen wird die Freizeitgestaltung und das selbstständige Aufsuchen von Menschen und Orten häufig zu einem Problem. Die Barrieren befinden sich oft schon im eigenen Haushalt, wenn die Türöffnungen für den Rollstuhl zu schmal sind oder Treppen im Haus überwunden werden müssen. In der Öffentlichkeit setzen sich die Hindernisse fort, wenn Verkehrsmittel nicht behindertengerecht ausgestattet sind oder beispielsweise keine behindertengerechten Sanitäranlagen in Restaurants und Gaststätten zur Verfügung stehen. Die logische Konsequenz ist, dass der beeinträchtigte Mensch nicht mehr im gleichen Maße am Leben teilnehmen kann wie andere Menschen.

Helfende Personen, angepasste Angebote und Dienstleistungen sowie Hilfsmittel können die Situation erleichtern und eine rege Teilnahme am gesellschaftlichen Leben ermöglichen.

Kontextfaktoren

Besonderen Wert bei der Beschreibung der Lebenssituation eines beeinträchtigten Menschen legt die ICF auf die sogenannten Kontextfaktoren.
Sie beschreiben den gesamten Lebenshintergrund der von einer Krankheit betroffenen Person. Dabei werden die

- personenbezogenen Faktoren (Eigenschaften und Attribute einer Person, z.B. Geschlecht, Alter, Ausbildung, Lebensstil, Bewältigungsstrategien, Erfahrung, Talente) und die

- Umweltfaktoren (Faktoren der materiellen, sozialen und verhaltensbezogenen Umwelt, z.B. technische Hilfsmittel, Religion, Klima, soziale Sicherheit und Unterstützung, Einstellungen der umgebenden Menschen) voneinander unterschieden.

Die Kontextfaktoren können sich auf den Verlauf einer Erkrankung positiv auswirken und die Lebenssituation des Betroffenen fördern und unterstützen.

Beispiel:	Ein Schlaganfallpatient will nach seinem Rehabilitationsaufenthalt wieder bei seiner Familie wohnen. Damit dies möglich ist, wird die Wohnung behindertengerecht umgebaut und es werden Hilfsmittel angeschafft. Die Familienmitglieder lassen sich von den ambulanten Therapeuten darin einweisen, durch welche Handgriffe und Verhaltensweisen sie den Patienten unterstützen können.

Die Kontextfaktoren können jedoch auch so gestaltet sein, dass sie einen negativen Einfluss auf die Genesung haben und sich als Barriere erweisen.

Beispiel:	Frau K. wohnt in einem Mehrfamilienhaus ohne Aufzug im 5. Stock. Durch ihre Hemiplegie kann sie nach dem Schlaganfall keine Treppen mehr steigen. Sie lebt alleine und ihre Kinder leben in anderen Städten mehrere Autostunden entfernt. Frau K. kennt ihre Nachbarn kaum und es ist nicht damit zu rechnen, dass sie hier Unterstützung finden wird. Obwohl Frau K. gerne in der eigenen Wohnung leben würde, scheint ihr dies nun vor dem Hintergrund ihrer Lebensbedingungen nicht möglich.

Es ist wichtig, immer das gesamte Lebensumfeld eines betroffenen Menschen daraufhin zu betrachten, ob und wo Unterstützung und Hilfe möglich sind und ob neben den Beeinträchtigungen, die direkt im Zusammenhang mit der Erkrankung stehen, noch weitere Barrieren und Erschwernisse existieren.

Unterstützende Kontextfaktoren im Leben und Umfeld des Patienten können so manche gravierende Beeinträchtigung in den Hintergrund rücken und es dem betroffenen Menschen ermöglichen, wieder ein zufriedenes und erfülltes Leben zu führen.

Wie kann den Betroffenen geholfen werden?

Gestaltung des Lebensumfeldes

Bei der Gestaltung des Lebensumfeldes sind vor allem die Fähigkeiten des Betroffenen ausschlaggebend. Bei schweren Bewegungsstörungen bzw. Bettlägerigkeit und maximalem Hilfsaufwand durch Pflegekräfte oder Angehörige sollte die Umgebung nicht nur wohnlich, sondern auch möglichst praktisch und ökonomisch eingerichtet sein. Hier können technische Hilfsmittel einbezogen werden, z.B. ein höhenverstellbares Pflegebett, gegebenenfalls ein elektrischer Badewannenlifter oder ein Pflegerollstuhl. Die Maßgabe hierbei ist der Komfort für den Patienten und die größtmögliche Entlastung der Pflegenden.

Für den Fall, dass die betroffene Person pflegerische Maßnahmen benötigt, kann ein Pflegedienst hinzugezogen werden oder die Angehörigen besuchen selbst einen Kurs für pflegende Angehörige. Derartige Kurse bieten z.B. das Deutsche Rote Kreuz, der Malteser Hilfsdienst oder der Johanniter Hilfsdienst an.
Auch während eines Rehabilitationsaufenthaltes oder von ambulanten Therapeuten können sich die Angehörigen wichtige Tipps für das Leben mit einem halbseitig gelähmten Menschen oder die Pflege des Betroffenen holen.

Ist ein Betroffener schon wieder in der Lage, selbstständig oder mit Hilfe aufzustehen, beim Umsetzen auf die Toilette mitzuhelfen oder am Waschbecken zu stehen, kann ihm dies durch das Anbringen von Haltegriffen oder durch das Benutzen von Haltemöglichkeiten in der Umgebung, z.B. bereitgestellter Stuhl, Waschbeckenrand, Bettkante, o.Ä. erleichtert werden.

Generell gilt: Dem Patienten sollte nicht alles abgenommen werden!

Für unterstützende Angehörige empfiehlt es sich, immer darauf zu achten, dass die betroffenen Menschen im Rahmen ihrer Möglichkeiten und unter Einsatz von Hilfsmitteln die jeweilige Alltagshandlung so selbstständig wie möglich ausführen.

Sobald sich der Betroffene wieder weitgehend erholt hat, jedoch Ausdauer und Belastbarkeit sowie die feinmotorischen Fähigkeiten noch leicht beeinträchtigt sind, sollte man in der Wohnung nach Unfall- oder Gefahrenstellen suchen und diese beseitigen. Dies ist besonders dann wichtig, wenn die betroffene Person ihren Haushalt selbstständig führen möchte.

Beispiele:	
	■ rutschfeste Unterlagen auf Stufen anbringen ■ alles in Greif- und Reichweite aufbewahren; Wohnung so einräumen, dass der Griff in hohe Schränke oder die Benutzung von Leitern vermieden werden kann ■ Haltegriffe im Bad, in der Wohnung, eventuell auf dem Balkon anbringen ■ Rauchmelder einbauen ■ Fenster sichern

Um weiterhin ein möglichst selbstständiges Leben zu führen, ist es im Alltag oftmals nötig, verschiedene Unterstützungsmöglichkeiten in Anspruch zu nehmen.

Beispiele:	
	■ Einkaufsdienste durch Freunde oder Nachbarn organisieren ■ „Essen auf Rädern" bestellen ■ eine Haushaltshilfe einstellen ■ Notrufglocke besorgen (z.B. beim DRK) ■ Betreuungspersonen organisieren

Die Rolle der Angehörigen

Angehörige erleben sich oft in einem Zwiespalt zwischen dem Wunsch, dem erkrankten Familienmitglied zu helfen, und der Frage, ob sie diesen Anforderungen langfristig gewachsen sind.
Die Entscheidung, inwieweit der betroffene Angehörige in der Familie betreut werden kann und ob professionelle Hilfen zur Pflege nötig sind, fällt dann oft schwer.

Für die Entscheidungsfindung können verschiedene Fragen hilfreich sein:

- Bin ich körperlich dazu in der Lage, meinen Angehörigen zu pflegen?
- Lassen mir meine eigenen Bedürfnisse und die Bedürfnisse meiner Familie ausreichend Zeit, um der Situation des betroffenen Angehörigen gerecht zu werden?
- Lässt meine Wohn- und Finanzsituation es zu, einen pflegebedürftigen Angehörigen aufzunehmen?
- Fühle ich mich ausreichend belastbar, um einen Menschen zu betreuen? Kann ich mir vorstellen, mit eventuell auftretenden Komplikationen oder zusätzlichen Anforderungen umzugehen? Erscheint es mir möglich, auch auf Wesensveränderungen des Betroffenen einzugehen?

- Kann ich mich auf ein helfendes Umfeld verlassen? Unterstützen die Familie, Freunde und Nachbarn mein Vorhaben?

Es ist wichtig, dass man im Kreise der Familie mit allen Betroffenen offen und ehrlich darüber spricht, wie man die Situation einschätzt und zu welchen Hilfen die Angehörigen in der Lage sind. Ängste und Belastungsgrenzen sollten benannt werden, so dass alle Beteiligten die Situation der anderen besser nachvollziehen können. Ziel sollte es sein, gemeinsam eine Lösung oder einen Kompromiss zur Bewältigung der veränderten Lebenssituation des hemiplegischen Menschen zu finden.

Wichtig für alle Beteiligten ist es, dass sie sich von Lösungen nicht überfahren fühlen und bei ihnen nicht das Gefühl entsteht, dass über ihren Kopf hinweg Entscheidungen gefällt werden.

Die Angehörigen übernehmen oft eine wichtige Funktion im Kontakt zu Ärzten, Therapeuten oder Pflegekräften, wenn der kranke Mensch die Fachkräfte von ihrer Schweigepflicht entbunden hat.
Die Familie kann dann optimal eine koordinierende, begleitende und unterstützende Rolle übernehmen und dazu beitragen, dass Therapie und Pflege ohne Störungen wahrgenommen werden können.

Beispiele:

- Unterstützung bei den Terminabsprachen mit den verschiedenen Therapeuten und Hilfsdiensten
- Informationen zu Veränderungen oder Auffälligkeiten im Gesundheitszustand des Betroffenen an die Fachkräfte
- Organisation von Fahrdiensten, Haushaltshilfen
- Rezeptanforderung beim Haus- oder Facharzt
- Unterstützung beim Kontakt mit der Krankenkasse, Abwicklung von Rezeptgebühren, Zuzahlungen
- Beschaffung von Hilfsmitteln (in Zusammenarbeit mit Arzt, Therapeut und Sanitätsfachhandel)

Zum Teil können in Absprache mit den behandelnden Therapeuten sinnvolle Übungen (siehe Kapitel „Welche Übungen kann der Betroffene selbst oder zusammen mit Angehörigen durchführen") in den Tagesablauf integriert werden.

Generell sollten Angehörige nie vergessen, dass sie in erster Linie Ehefrau, Ehemann, Tochter, Sohn, Schwester oder Bruder des Betroffenen sind und nicht Therapeutin oder Therapeut!

Krankheitsverarbeitung

Grundsätzlich nimmt der Prozess der Verarbeitung der Erkrankung und ihrer Folgen einen längeren Zeitraum in Anspruch. Wie gut die neue Situation bewältigt werden kann, hängt von einer Reihe von Faktoren ab:

- von der Persönlichkeit und den individuellen Bewältigungsstrategien des Patienten
- vom Ausmaß der Genesung
- von dem, was in der Therapie erreicht werden kann
- und nicht zuletzt davon, ob die Umwelt positiv oder negativ mit der Situation umgeht

Im täglichen Leben wird der Betroffene häufig damit konfrontiert, auf wie viel Hilfe er bei verschiedenen Tätigkeiten angewiesen ist, z.B. bei der Körperhygiene, der Fortbewegung oder der Essenszubereitung.

Viele Betroffene müssen sich mit einer völlig neuen Lebenssituation auseinandersetzen!

- Sie müssen plötzlich Hilfe bei Tätigkeiten in Anspruch nehmen, die sie jahrzehntelang selbstständig erledigt haben.
- Zum Teil müssen die Betroffenen ihre eigenen Bedürfnisse an „fremde" zeitliche und örtliche Gegebenheiten anpassen.
- Lieb gewonnene und gewohnte Rituale oder Aktivitäten müssen eingeschränkt werden oder die Betroffenen müssen ganz auf sie verzichten, usw.

Häufig sind die Veränderungen im gewohnten Leben und Tagesablauf sehr gravierend und oftmals fühlt sich der Patient hilflos oder traurig.

Um diese Situation besser zu bewältigen, benötigen die Betroffenen viel Geduld mit sich selbst und vonseiten ihrer Angehörigen und Freunde. Ziel sollte es sein, einen neuen und zufrieden stellenden Tagesablauf zu organisieren, mit dem sowohl der Betroffene, aber auch seine Familie zurechtkommt.
Hilfreich ist es, wenn nach Lösungen gesucht wird, wie der Betroffene seine gewohnten Rituale beibehalten kann oder sich Aktivitäten widmet, die für ihn sinnvoll und erfüllend sind. Auch ambulante Therapien müssen in den Tagesablauf integriert werden.
Neben den therapeutischen Übungen, die den Wiedererwerb eingeschränkter Fähigkeiten verfolgen, wird vor allem im Rahmen der Ergotherapie auch daran gearbeitet werden, welche Aufgaben und Hobbys der Betroffene in Zukunft übernehmen möchte und wie er diese wieder möglichst selbstständig ausführen kann.

Welche Therapien können vom Arzt verordnet werden?

Klassische Heilmittel

Zu den klassischen Heilmitteln gehören Physiotherapie, Ergotherapie, Logopädie, gegebenenfalls auch Neuropsychologie. Abhängig vom Ausmaß der Störungen können diese Heilmittel vom Haus- oder Facharzt zwischen 1- bis 5-mal wöchentlich verordnet werden. Auf Wunsch und nach Absprache werden vom Therapeuten Hausbesuche durchgeführt.

Der Kontakt zu weiterbehandelnden Ärzten und Therapeuten sollte frühzeitig geknüpft werden, um eine lückenlose Betreuung sicherzustellen. Dabei ist es enorm wichtig, dass die Angehörigen und der Patient ihre Therapieziele gemeinsam mit dem Arzt bzw. den Therapeuten besprechen.

Nach einer neurologischen Erkrankung, z.B. einem Schlaganfall, können Patienten, die nicht mehr klinisch behandelt werden und in einer gesetzlichen Krankenkasse versichert sind, 40 ambulante ergotherapeutische Behandlungseinheiten vom Arzt verordnet bekommen. Benötigt der Patient darüber hinaus noch therapeutische Anwendungen, so kann der Arzt nach heutigem Stand (2006) „Verordnungen außerhalb des Regelfalles" verschreiben, mit der Begründung, dass es sich um eine chronische Erkrankung handelt. Anderenfalls besteht eine dreimonatige Wartefrist, bevor der Haus- oder Facharzt erneut eine ambulante ergotherapeutische Behandlung verordnen kann.

Niedergelassene Physiotherapeuten, Ergotherapeuten oder Logopäden finden Sie im Telefon- oder Branchenbuch Ihrer Region. Die Therapeuten sollten möglichst Erfahrung bei der Behandlung von Menschen mit einer neurologischen Erkrankung haben oder Weiterbildungen in diesem Arbeitsfeld vorweisen können, um z.B. Behandlungen nach dem Bobath-Konzept, dem Affolter-Modell, dem Perfetti-Konzept durchführen zu können.

Der Hausarzt kann eine ambulante oder stationäre Rehabilitationsmaßnahme empfehlen, die dann bei der zuständigen Krankenkasse beantragt werden muss. Bei einem mehrwöchigen stationären Rehabilitationsaufenthalt ist die Therapiedichte in der Regel höher als daheim und pflegende Angehörige werden für die Zeit des Rehabilitationsaufenthaltes entlastet.

Auch der Besuch einer ambulanten Rehabilitationseinrichtung, in der sich ein Therapeutenteam um die Betroffenen kümmert, kann eine hilfreiche Maßnahme sein. Leider gibt es diese Einrichtungen zurzeit meist nur in größeren Städten.

Vorstellung verschiedener Therapiekonzepte

Neben der ärztlichen Behandlung spielt die therapeutische Behandlung eine entscheidende Rolle dabei, den Patienten wieder zu einem zufriedenen und möglichst selbstständigen Leben zu verhelfen. In den letzten Jahrzehnten wurden spezielle Konzepte und Herangehensweisen entwickelt, die in der Therapie zum Einsatz kommen können. Um sich im Dickicht der Begriffe und Bezeichnungen zurechtzufinden, werden im Folgenden die wichtigsten Therapiekonzepte kurz dargestellt.

Besonders bewährt bei der Behandlung von Patienten nach Hirnschädigungen hat sich das **Bobath-Konzept** (vgl. Davies, 2002). Es ist in erster Linie darauf ausgerichtet, dem Patienten wieder verschiedene Möglichkeiten zu geben, sich physiologisch zu bewegen und somit mehr Selbstständigkeit im Alltag zu erlangen, z.B. beim Umsetzen vom Bett in den Rollstuhl, beim Aufstehen am Geländer, beim Einräumen des Geschirrspülers, usw. Dabei wird die gelähmte Körperhälfte in die Tätigkeiten mit einbezogen und somit aktiviert.
Im Bobath-Konzept werden vor allem in frühen Rehabilitationsphasen Übungen zur Steigerung der Muskelkraft und Koordination oder zur Gleichgewichtsschulung mit dem Patienten durchgeführt.
Dies ist in unterschiedlichen Ausgangssituationen (im Bett liegend, im Rollstuhl sitzend, auf einer Behandlungsbank sitzend, im Stand, usw.) möglich, um das Übungsniveau an die Leistungsfähigkeit des Betroffenen anzupassen und ihn nicht zu über- oder unterfordern.

Beispiele:

- Aktivierung der Rumpfmuskulatur auf der stärker betroffenen Seite, so dass der Patient frei und stabil sitzen kann, ohne umzukippen
- Gewichtsverlagerung des Körperschwerpunktes in verschiedene Richtungen, z.B. nach vorne/hinten/rechts/links und „Zurückfinden in die Körpersenkrechte"
- Kräftigung der Muskeln des stärker betroffenen Armes oder Beines, z.B. mit Gewichtsmanschetten

Vor allem in der Ergotherapie werden mit Patienten, die sich in einem fortgeschrittenen Rehabilitationsstadium befinden, meistens Alltagssituationen geübt. Dies hilft dem Patienten zu erkennen, ob und wie er in seinem Alltag zurechtkommen kann. Es werden möglichst die Aufgaben und Tätigkeiten durchgeführt, die in Zukunft wieder auf den Patienten zukommen.

Beispiele:

- sich mit Hilfe eines anderen Menschen auf die Toilette setzen
- sich etwas zum Essen zubereiten
- sich anziehen oder waschen
- im Stehen den Kühlschrank putzen

Diese zielgerichteten und alltagsnahen Aktivitäten sind für viele Patienten sehr motivierend, zumal im gemeinsamen Gespräch entwickelt wird, welche Tätigkeiten für den Patienten eine besondere Bedeutung haben. Die neu eingeübten Handlungen werden dann – wenn möglich – in den Tagesablauf eingegliedert.
Auch Komplikationen wie Schmerzen in der Schulter oder ein Handödem können durch spezielle Lagerungen nach dem Bobath-Konzept erfolgreich behandelt werden.

Behandlungen nach der Methode von Félicie Affolter (vgl. Affolter, 1987) werden vor allem bei Patienten mit schweren sensomotorischen Störungen durchgeführt. Da es bei schwer betroffenen Patienten zu starken Wahrnehmungsstörungen in Bezug auf den eigenen Körper oder die Umgebung kommen kann, ist der Patient nicht in der Lage, am alltäglichen Leben teilzunehmen oder es selbstständig zu meistern.
Manche wahrnehmungsgestörte Menschen zeigen auffällige Verhaltensweisen. Möglicherweise kratzen sie sich, schlagen um sich oder schreien. Manche sind unruhig und hektisch, andere apathisch oder in ihren Handlungen sehr verlangsamt. Mit der Behandlungsmethode nach Affolter (auch therapeutisches Führen oder St. Galler Modell genannt) wird den Patienten die Möglichkeit gegeben, mit der Umwelt wieder in Kontakt zu treten. Alltagshandlungen, z.B. das Gesicht/ Hände waschen, werden gemeinsam mit dem Patienten ausgeführt. Dabei liegen die Hände des Pflegers/Therapeuten auf denen des Patienten. Sie begleiten oder „führen" die Handlung und achten auf die Reaktion des Patienten.
Günstigenfalls tritt ein Wiedererkennungseffekt ein und der Patient erlernt, wie sich die richtige Bewegung/Handlung anfühlt und übernimmt die Handlungsausführung selbstständig.

Das Perfetti-Konzept (vgl. Perfetti, 1997) richtet sich v.a. an Patienten, deren kognitive Leistungsfähigkeit wenig oder gar nicht eingeschränkt ist. Mithilfe der gedanklichen Vorstellungskraft üben die Patienten unter therapeutischer Anleitung, zu spüren, wo und in welcher Stellung sich z.B. die gelähmte Hand befindet oder welche Bewegung mit ihr ausgeführt wird. Anfangs darf der Patient hierzu die Augen geöffnet haben, später muss ohne Augenkontrolle versucht werden, die richtige Position zu erspüren. Je besser der Patient die Spürinformationen auswerten kann, umso mehr Kontrolle bekommt er über aktive Bewegungen seiner beeinträchtigten Hand und lernt sie so alltagsrelevant einzusetzen.

Neurodynamik (vgl. Butler/Jones, 1995) ist ein Therapiekonzept für die Behandlung von krankhaft gesteigerter Spannung des Nervensystems, vor allem nach Schädigungen wie Schlaganfall oder Schädelhirntrauma.
Das Nervensystem ist ein zusammenhängendes System aus Gewebesträngen, welches sich wie ein Gummiband dehnen und entspannen kann, um sich an Bewegungen und Haltungen des Körpers anzupassen. Beim Ausstrecken des Armes müssen sich die darin befindenden Nervenstränge dehnen.
Nach einer Schädigung des Nervensystems kann sich eine abnormal gesteigerte Nervenspannung entwickeln, die der Beweglichkeit des Nervensystems und damit seinem normalen Funktionieren im Wege steht.
In der Therapie wird nun versucht, mit aktiven oder passiven Dehnbewegungen (z.B. Beugen und Strecken des Ellbogens) die Gleit- und Anpassungsfähigkeit der Nerven im umliegenden Gewebe zu verbessern.

Die Forced-Use-Therapie (auch Taub'sche Bewegungstherapie) (vgl. Bauder/Taub/Miltner, 2001) bezeichnet ein intensives Bewegungstraining des betroffenen Armes und der Hand.
Schlaganfallpatienten setzen bei allen Tätigkeiten im Alltag eher die weniger betroffene Hand/Arm ein. Einerseits weil es viel schneller geht, andererseits weil die stärker betroffene Hand/Arm kurz nach dem Schlaganfall oftmals nicht so gut bewegt oder kontrolliert werden konnte. Patienten mit schweren Schlaganfällen konnten ihre stärker betroffene Hand/Arm anfangs nicht einmal wahrnehmen oder spüren. Im Verlaufe der Rehabilitation spüren sie die stärker betroffene Seite wieder mehr und auch die Bewegungen von Hand oder Arm können z.T. wieder willkürlich ausgeführt werden. Trotzdem setzen diese Patienten eher die gesunde Hand im Alltag ein und vernachlässigen die stärker betroffene Seite. Bei der Forced-Use-Therapie wird nun die gesunde Hand beispielsweise in einer Schiene ruhig gestellt, so dass der Patient die stärker betroffene Hand bei allen Tätigkeiten (z.B. eine Mahlzeit zubereiten, die Kleidung anziehen) einsetzen muss und somit wieder eine bessere Kontrolle über sie gewinnt.

Ziele:

- effektivere Aktivierung des betroffenen Armes/Hand
- Selbstständigkeit im Alltag (Haushaltsführung, Kochen, Anziehen, Körperpflege)

Voraussetzungen:

- der Patient muss sicher gehen können
- Hand/Arm müssen schon gut bewegt werden können
- der Patient muss verstehen können, was mit ihm geschieht
- die Aphasie sollte nicht zu ausgeprägt sein, d.h. der Patient sollte sich verständigen können

Hauptziel des **Johnstone-Konzepts** (vgl. Johnstone, 2000) ist die Normalisierung des krankhaften Muskeltonus (zu niedrig oder zu hoch), der das Wiedererlangen von muskulärer Aktivität verhindert. Im Johnstone-Konzept werden dazu Luftbandagen (sogenannte „Splints") als „Hilfsmittel" verwendet, um zu schlaffe Extremitäten zu stabilisieren oder zu hohe Muskelspannung durch die einwirkenden Reize (Druck, Temperatur, Oberflächenbeschaffenheit) zu reduzieren. Indem Arm und Bein durch die Bandagen physiologisch korrekt gelagert sind, ist der restliche Körper besser in der Lage, sich ohne das Auftreten krankhafter Muster zu bewegen.

Beispiele:

- Beim Aufstehen von einer Sitzgelegenheit zieht der stärker betroffene Arm in die krankhafte Beugung. Durch Anlegen einer speziellen Druckbandage (hier: „Langarm-Splint") wird die Bewegung des Armes in die Beugung verhindert und der Patient kann spüren, wie sich die richtige Bewegung anfühlt. Nämlich so, dass sich der Arm beim Aufstehen nicht beugt.
- Ein Bein mit schlaffer Lähmung kann beim Stehen nicht genügend Muskeltonus aufbauen und der Betroffene sackt in sich zusammen. Mithilfe eines „Splints" (Luftbandage, die über ein betroffenes Körperteil „gestülpt" wird, um es zu stabilisieren) wird nun das schlaffe Bein stabilisiert und der Betroffene lernt, das Bein zu belasten. Die Wahrnehmung und die Muskelkraft werden so verbessert, sodass der Splint irgendwann überflüssig wird.

Welche Behandlungsverfahren im Einzelfall eingesetzt werden, muss vom Fachtherapeuten, der über die entsprechenden Qualifikationen und Erfahrungen verfügt, entschieden werden. Voraussetzung für jede Heilbehandlung ist zudem eine ärztliche Verordnung.

Zusätzliche Angebote und Hilfsmittel

Neben den bekannten Therapiemaßnahmen wie Physiotherapie, Ergotherapie und Logopädie gibt es auch Anwendungen aus dem Bereich der Physikalischen Therapie, die dem Patienten guttun können oder Begleiterkrankungen lindern sollen, z.B.

- bei Nackenverspannungen und Rückenschmerzen
  - Fangopackung
  - Moorpackung
  - Massagen

- bei geschwollenen Händen und Füßen
  - Manuelle Lymphdrainage
  - Quarkpackung

Diese begleitenden Anwendungen können ebenfalls vom Hausarzt verschrieben werden. Es ist jedoch ratsam, sich vorher zu erkundigen, ob die jeweilige Therapie als Hausbesuch durchgeführt werden kann oder ob es Möglichkeiten gibt, wie der Betroffene zur entsprechenden Massagepraxis o.Ä. gelangt.

Es gibt Firmen, die ein sogenanntes **Sitzergometer** verleihen oder verkaufen. Ähnlich wie beim Fahrradfahren tritt der Betroffene in die Pedale. Kann nun das stärker betroffene Bein nicht so viel Kraft aufwenden wie das weniger betroffene, schaltet sich ein Hilfsmotor zu.
Ziele dieses Trainings sind ein Durchbewegen beider Beine, die Schaffung eines Bewegungsanreizes für das stärker betroffene Bein durch die bekannte und früher häufig ausgeführte Tätigkeit des Fahrradfahrens und auch die Erhöhung der Lebensqualität, da der Patient sich im Rahmen seiner Möglichkeiten sportlich aktiv betätigt. Das Fahrradfahren kann fest in den Tagesablauf eingefügt werden und auch dabei helfen, diesen zu strukturieren. Für viele Patienten ist es auch sehr motivierend, eigenverantwortlich Einfluss auf die Häufigkeit dieser therapeutischen Übung nehmen zu können.

Zur Übung eignen sich auch **elektrische Geräte zur Muskelstimulation**. Das Wirkprinzip sei kurz erklärt: Dem Patienten werden Elektroden auf die Hautoberfläche z.B. der stärker betroffenen Hand, des Oberarmes oder Fußes platziert. Nun sollte er versuchen sich vorzustellen, dass er eine Bewegung mit dem jeweiligen Körperteil ausführt, z.B. mit der Hand jemandem zuwinken, die Fußzehen in Richtung Körper bewegen.

Kann durch die Vorstellungskraft ein Muskel aktiviert werden, so wird durch einen leichten elektrischen Impuls die Muskelbewegung verstärkt und eine sichtbare Bewegung ausgelöst.
Hier gibt es verschiedene Anbieter, die dem Patienten ein Leihgerät zur Verfügung stellen, eine Einweisung in die Bedienung des Gerätes geben und die gesamten Übungen überwachen. Ob eine solche zusätzliche Therapie infrage kommt, besprechen Sie am besten mit dem behandelnden Ergo- oder Physiotherapeuten. Das Rezept für die Geräte stellt wiederum der Haus- oder Facharzt aus. Gegebenenfalls ist nach Bewilligung durch die Krankenkasse eine Leihgebühr zu entrichten.

Für Menschen, die ihre Bewegungsfähigkeit wieder verhältnismäßig gut zurückgewonnen haben und die weitgehend selbstständig leben können, wäre es eine gute Anregung, sich einem Verein anzuschließen oder sich z.B. an einer **Gymnastikgruppe für Senioren** zu beteiligen. Dies fördert die generelle Fitness und Belastungsfähigkeit, hält beweglich und aktiv und schafft auch häufig nette Kontakte. Außerdem sind solche Angebote meist kostengünstig.

Auch für Menschen, die sich nur noch im Rollstuhl fortbewegen können, gibt es in manchen Sportvereinen oder Einrichtungen heutzutage vielfältige Bewegungs- und Sportangebote. Das Spektrum reicht von **leichter Gymnastik über Rollstuhltanzgruppen bis hin zum Leistungssport**.

Grundsätzlich sollten alle genannten Aktivitäten nach Absprache mit dem behandelnden Arzt erfolgen. Die betroffenen Menschen sollten sich bei der Auswahl einer zusätzlichen Betätigung aber auch davon leiten lassen, ob sie ihnen Spaß macht und ob sie sich dabei wohl fühlen.

Welche Übungen kann der Betroffene selbst oder zusammen mit Angehörigen durchführen?

Nachfolgend sind einige Übungen und Maßnahmen beschrieben, die Angehörige gemeinsam mit dem Betroffenen durchführen können. Wichtig ist, dass Sie immer Rücksprache mit Ihrem Arzt oder Therapeuten halten, wenn Sie selbstständig üben wollen. Von den Fachleuten erhalten Sie genaue Informationen, welche Übungen in Ihrem Fall geeignet sind und wie man diese durchführt.

Training der Sensibilität und Wahrnehmung

Wie oben beschrieben sind die Bewegungseinschränkungen der vollständig gelähmten Hand oft damit verbunden, dass auch die Sensibilität der Hand bzw. der betroffenen Körperteile eingeschränkt ist.
Um hierauf einzuwirken, bieten sich Übungen an, bei denen das betroffene Körperteil passiv bleibt und durch Reize zur Wahrnehmung stimuliert wird. Vielfach können diese Übungen durch den Patienten selbst ausgeführt werden. Bei schwerer beeinträchtigten Menschen können die Übungen gemeinsam mit einem Angehörigen erfolgen.

Bevor man mit einer Übung beginnt, sollte man auf folgende Bedingungen achten:

- der Patient muss sicher und stabil sitzen; seine Füße stehen dabei fest auf dem Boden; Fuß-, Knie- und Hüftgelenk bilden jeweils einen 90°-Winkel
- die betroffene Hand ist schmerzfrei und physiologisch gelagert (siehe Abb. 11, S. 27: Lagerung des betroffenen Armes)
- die Rahmenbedingungen sind so zu gestalten, dass der Patient sich auf die Wahrnehmungserlebnisse konzentrieren kann (z.B. Fernseher ausschalten, Störungen vermeiden)
- wird die Übung gemeinsam mit einem Angehörigen durchgeführt, kann der Patient seine Wahrnehmungen durch Worte begleiten und sie sich hierdurch noch stärker bewusst werden lassen, z.B. „Jetzt spüre ich, dass mein rechter Mittelfinger berührt wird."

■ Hand bürsten

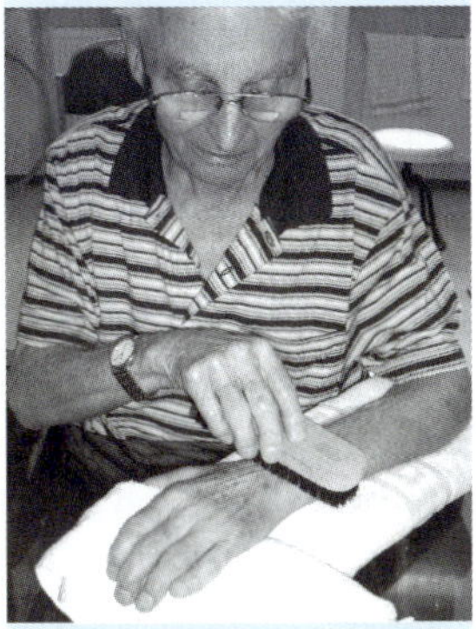

Abb. 13: Sensibilitätstraining mit einer Bürste

Hierfür wird eine weiche Schuh- oder Kleiderbürste benötigt, mit welcher der Patient seine betroffene Hand von den Fingerspitzen in Richtung Ellbogen bürstet. Es können Handrücken und Handinnenfläche bzw. alle Körperteile, die betroffen sind, (eventuell mit Unterstützung einer Betreuungsperson) gebürstet werden.

! **Achtung: Bürste sollte niemals mit starkem Druck auf die Haut gedrückt werden!**

■ Hand waschen und eincremen

Für die Wiedererlangung der Bewegungsfähigkeit ist es hilfreich, wenn sich der Patient aktiv mit seiner gelähmten Hand beschäftigt. Verschiedene Alltagshandlungen bieten sich hierzu an.
So kann der Patient die betroffene Hand mit einem Waschhandschuh über der gesunden Hand einseifen, dann in einer Schüssel mit Wasser oder am Waschbecken abspülen und danach beide Hände gründlich abtrocknen.
Nun sollten beide Hände bzw. Unterarme gut eingecremt werden. Auch dies ist ein intensives Spürerlebnis und pflegt außerdem die Haut. Durch die Lähmung kann die Versorgung der Haut mit Nährstoffen beeinträchtigt sein und sie trocknet aus.

! **Achtung: Bei schwerer betroffenen Patienten ist es hilfreich, wenn eine Betreuungsperson alles Notwendige vorbereitet und den Patienten bei Bedarf unterstützt!**

Fingerkuppen massieren

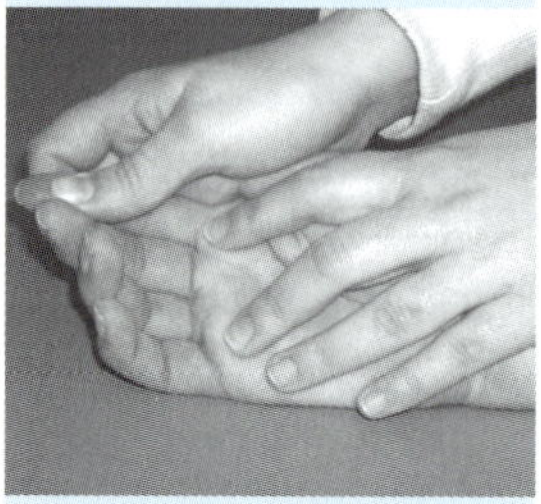

Abb. 14: Massage der Fingerkuppen zur Förderung der Sensibilität

Die Fingerkuppen oder auch -beeren sind für das Erspüren verschiedenster Oberflächenstrukturen und -beschaffenheiten zuständig. Hier finden sich die meisten Sensoren für die Aufnahme von Tastinformationen. Wenn nun die gelähmte Hand wenig oder gar nicht bewegt wird und keine Gegenstände ergreifen kann, wie sie es in gesundem Zustand macht, dann verkümmern diese Sensoren und die Fähigkeiten zum Tasten lassen nach. Eine einfach auszuführende Übung zur Anregung des Tastempfindens ist das Massieren der einzelnen Fingerkuppen durch den Patienten selbst oder durch eine Hilfsperson.

! **Achtung: Wenn der Patient seine Hand schon seit längerer Zeit sehr schont und diese nicht behandelt wird, können Sensibilitätsstörungen auftreten, z.B. Kribbeln, Stechen, leichte Schmerzen. Diese vermindern sich oder verschwinden vollständig, wenn die Übungen regelmäßig durchgeführt werden.**

Wärmeanwendung

Viele Patienten empfinden Temperaturen nicht mehr wie vor ihrer Erkrankung. Sie können kaltes oder warmes Wasser nicht unterscheiden und auch nicht die Gefahren einschätzen, die aus diesem Unvermögen resultieren, wie z.B. Verbrennung oder Unterkühlung der gelähmten Hand.
Häufig berichten Betroffene außerdem, dass ihre gelähmte Körperseite kühler ist als die andere. Um hier Abhilfe zu schaffen, kann ein warmes Kirschkernkissen oder eine Wärmflasche auf die kühleren Körperteile aufgelegt werden. Angehörige sollten den Patienten danach fragen, ob ihm dies guttut.

! **Achtung:**

- **Nichts Warmes auf geschwollene Hände oder Füße legen! Grundsätzlich muss darauf geachtet werden, dass die eingesetzten Materialien keine hohen Temperaturen aufweisen!**
- **Wegen der Verletzungsgefahr ist es sinnvoll, schwer betroffene Patienten diese Übungen nicht alleine durchführen zu lassen!**

Patienten mit fast vollständig wiederhergestellter Handfunktion haben meist nur noch geringe Sensibilitätseinbußen. Die Beweglichkeit der stärker betroffenen Seite ist im Vergleich zur anderen Körperseite häufig noch verlangsamt. Die Patienten erleben Verklebungs- oder Spannungsgefühle im Bereich des Handtellers oder Sperrgefühle im Bereich der Fingergelenke. Kraft und Ausdauer der betroffenen Körperteile sind herabgesetzt, d.h. nach mehrmaligem Ausführen bestimmter aufeinanderfolgender Bewegungen ermüdet z.B. die Handmuskulatur rasch.

Auch in diesem Stadium sind Sensibilitätsübungen sinnvoll, denn sie dienen der Muskellockerung, der Durchblutungsförderung und der Verbesserung der Geschmeidigkeit von Bewegungen.

■ Erbsen- oder Bohnenbad

Neben den oben schon beschriebenen Übungen kann die Hand auch in einem Erbsen- oder Bohnenbad bewegt werden. Um die Hand dabei zu aktivieren, können verschiedene kleine Gegenstände in dem Materialbad versteckt sein, die ertastet und herausgesucht werden.

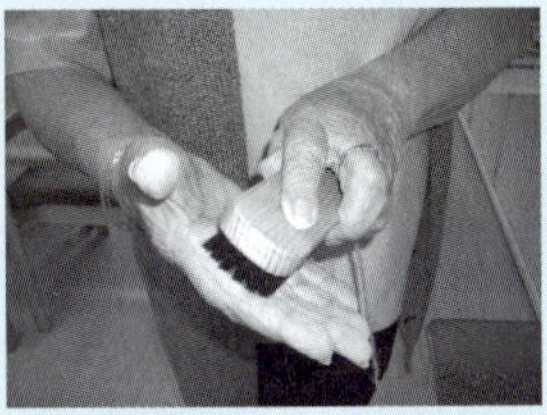

Abb. 15: Sensibilitätstraining mit der Bürste bei noch leicht vorhandenen Defiziten

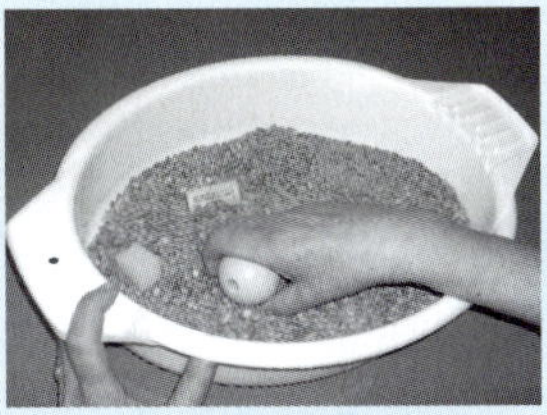

Abb. 16: Sensibilitätstraining im Erbsen-, Linsen-, Reisbad

Maßnahmen zur Reduzierung der Schwellung

Wenn die gelähmte Hand funktions- und bewegungsunfähig ist, können Komplikationen auftreten, die den Patienten sehr belasten und die Wiederkehr von Aktivität behindern. So leiden manche Betroffene unter Schwellungen, wenn sich Gewebeflüssigkeit und Wasser in der Hand ansammeln. Die fehlende Muskelaktivität und mangelnde Bewegung der Hand verhindern, dass die Flüssigkeit in Richtung Körpermitte gepumpt wird.
Die Haut über der Schwellung ist stark gespannt und eventuell bläulich-rot verfärbt. In der Fachsprache nennt man dies „Handödem".

Hochlagerung der Hand

Die beste Möglichkeit, ein Handödem zu mildern, besteht in einer stabilen Hochlagerung der Hand bzw. des Armes. Dies sollte kontinuierlich zu allen Tageszeiten durchgeführt werden, dabei sollte der Patient zur selbstständigen Lagerung angeleitet werden.

! **Achtung: Auf jeden Fall muss vermieden werden, dass**

- **der gelähmte Arm herunterfällt,**
- **beim Sitzen nach unten hängt,**
- **an ihm gezogen wird oder**
- **er eingeklemmt und/oder verletzt wird!**

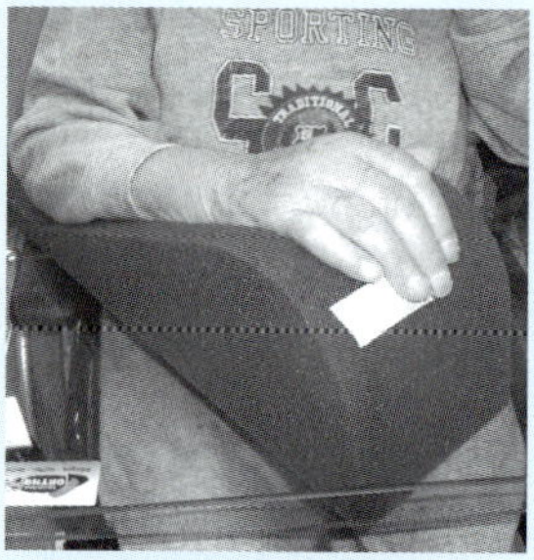

Abb. 17: Hochlagerung der betroffenen Hand mittels eines Handlagerungskeiles (alternativ kann auch ein kleines Kissen als Unterlage benutzt werden)

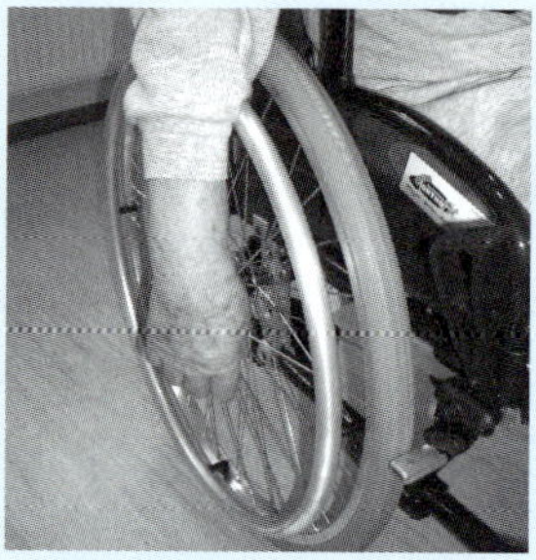

Abb. 18: Achtung! Unbedingt vermeiden, dass die betroffene Hand herunterhängt oder in die Speichen gerät!

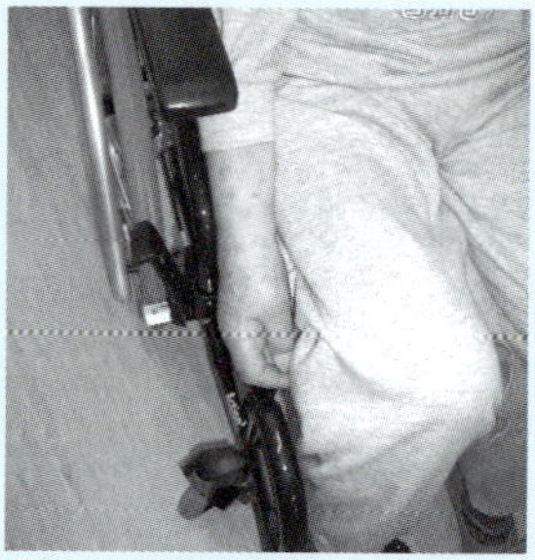

Abb.19: Achtung! Unbedingt vermeiden, dass die betroffene Hand eingeklemmt wird!

Kälteanwendung

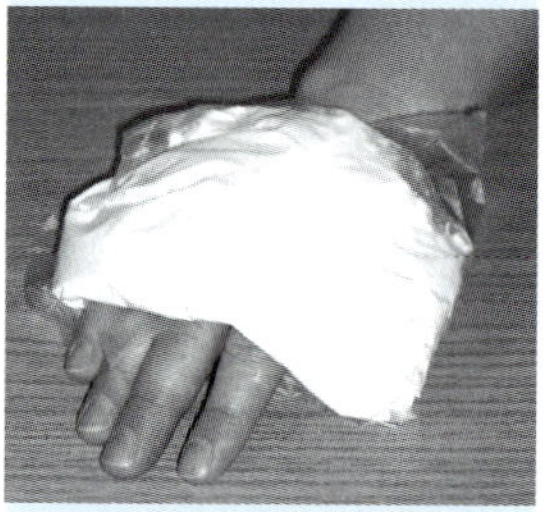

Abb. 20: Quarkauflage zur Behandlung einer geschwollenen Hand oder eines geschwollenen Fußes

Die geschwollene Hand kann man auch vorsichtig kühlen, z.B. mit einer Quarkpackung. Beim Auflegen und Abnehmen der Quarkpackung benötigt der Patient in der Regel Hilfe. Anfangs sollte die Packung nicht länger als 5 bis 10 Minuten aufgelegt werden. Oft ist es hilfreich, wenn die helfende Person auf die Zeit achtet. Der Quark sollte nicht zu kalt sein (nie tiefgekühlt!, sondern ca. 30 Min. vor dem Auflegen aus dem Kühlschrank holen). Es ist am besten, wenn der Patient mit der nicht betroffenen Hand die Temperatur vor dem Auflegen prüft und entscheidet, ob diese ihm so noch angenehm ist.

Man benötigt für eine Quarkauflage ca. 100 g Quark. Dieser wird in einen Gefrierbeutel gefüllt, mit einem Gummiring verschlossen und auf den Handrücken der mehr betroffenen Hand gelegt. Man kann die Packung noch mit einem Handtuch umwickeln.

! **Achtung: Wenn der Patient Schmerzen verspürt oder die Kälteanwendung nicht toleriert, dann muss sie sofort abgebrochen werden. Auch auf offenen Wunden sollte niemals eine Quarkpackung erfolgen!**

Übungen zur Erhaltung der Beweglichkeit

Für die betroffene Hand ist es in jedem Stadium der Erkrankung hilfreich, wenn sie aktiv oder passiv bewegt wird.

Folgende Übungen können durchgeführt werden:

- Finger zur Faust formen und abwechselnd öffnen und schließen
- Finger abspreizen und wieder zueinander bewegen
- Hände falten (Finger ineinander verschränken) und im Handgelenk abwechselnd nach rechts und links bewegen, danach nach vorne und hinten
- Handinnenflächen aneinanderlegen (Betstellung mit gestreckten Fingern) und abwechselnd falten (Finger ineinander verschränken) und wieder strecken
- Fingerspitzen nacheinander mit dem Daumen berühren
- Hände mit den Handinnenflächen auf einen Tisch legen und nacheinander alle Finger einzeln anheben
- verschiedene Gegenstände ergreifen oder benutzen, z.B. Glas anheben, Flasche oder Dose öffnen

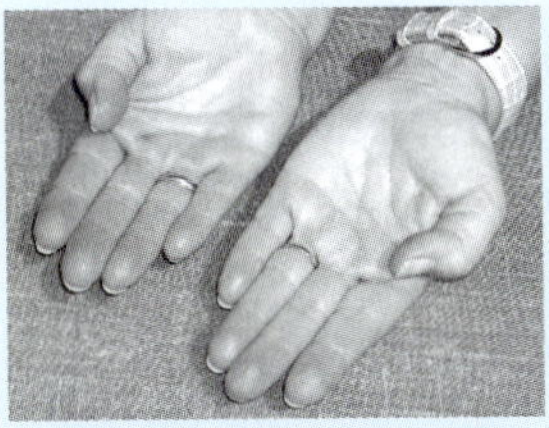

Abb. 21a: Daumen in die Handmitte bewegen bei gestreckten Fingern

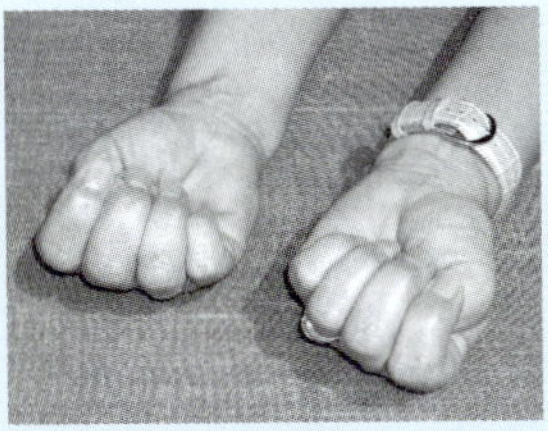

Abb. 21b: Hände zur Faust formen

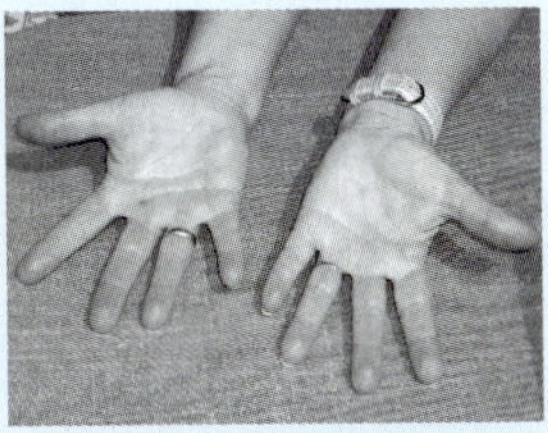

Abb. 21c: Hände öffnen und Finger ausstrecken

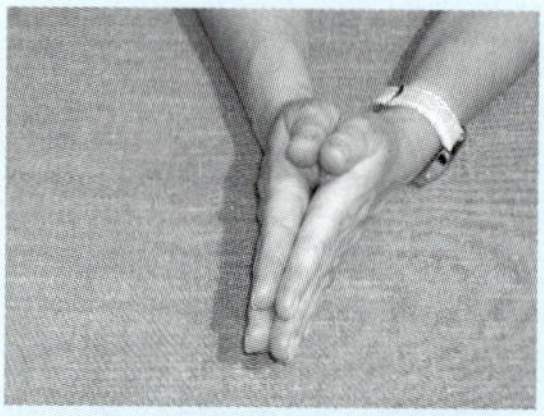

Abb. 22a: Handinnenflächen aneinanderlegen (Betstellung mit gestreckten Fingern)

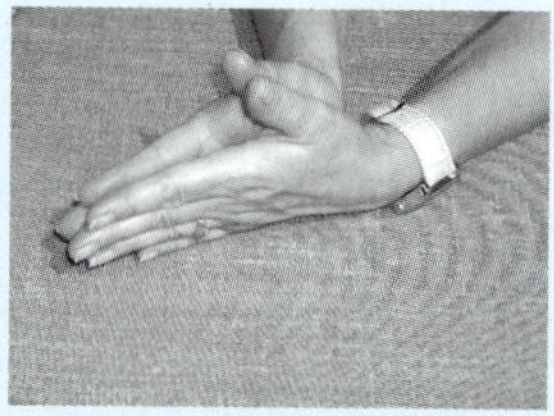

Abb. 22b: Hände nach rechts bewegen

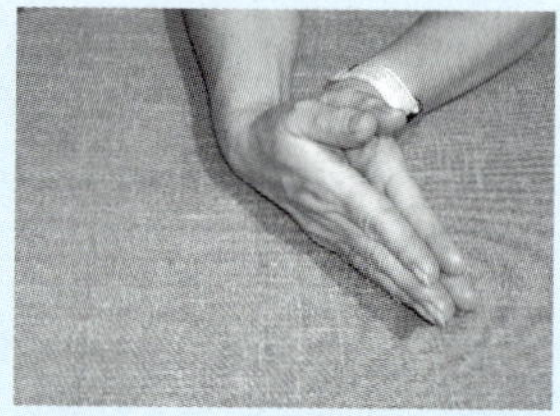

Abb. 22c: Hände nach links bewegen

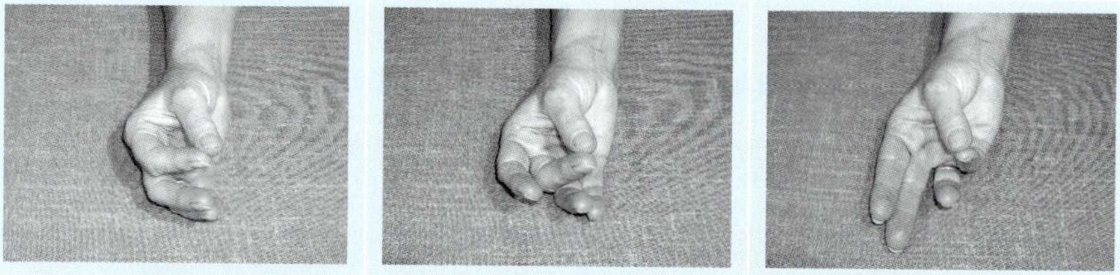

Abb. 23a,b,c: Fingerspitzen nacheinander mit dem Daumen berühren

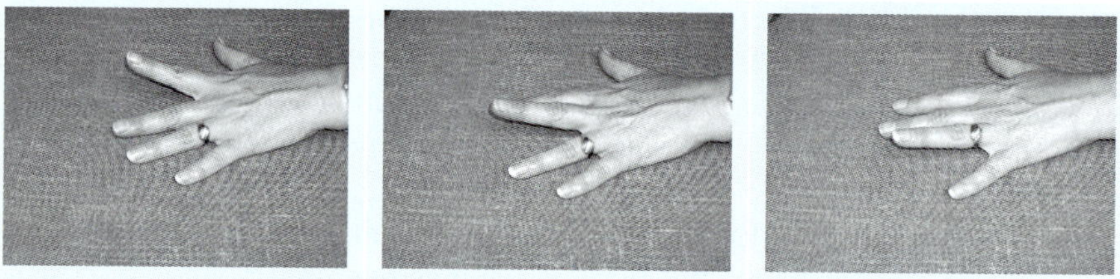

Abb. 24a,b,c: Hände mit den Handinnenflächen auf den Tisch legen und nacheinander alle Finger einzeln anheben

Kraftübungen

Mithilfe von Kraftübungen kann die Greifkraft einzelner Finger bzw. der gesamten Faust oder die Unterarmmuskulatur gestärkt werden. Nachfolgend wird nur eine geringe Auswahl an Übungen beschrieben. Ihr Ergo- oder Physiotherapeut kann Ihnen jedoch noch weitere Übungsmöglichkeiten zeigen.

Übungsbeispiele:

- Übungen mit Therapieknete (im Sanitätshandel erhältlich), wahlweise ist auch Kinderknete geeignet (z.B. Wurst rollen, Brezel formen, „Schneeball" formen, Schnecke rollen)
- Tennisball oder weiche Bälle in dieser Größe zusammendrücken

- Wäscheklammern zuerst mit Daumen und Zeigefinger zusammendrücken und danach die anderen Finger nacheinander mit einbeziehen, mehrere Male wiederholen
- trockene Schaumgummischwämme, z.B. Spül- oder Badeschwamm, mehrmals hintereinander fest zusammendrücken und die Hand langsam wieder öffnen
- Gläser mit unterschiedlichen Flüssigkeitsmengen anheben und langsam abstellen

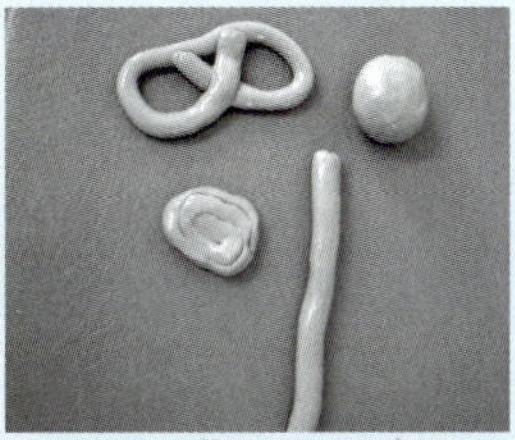

Abb. 25: Übungsbeispiele mit Therapieknete

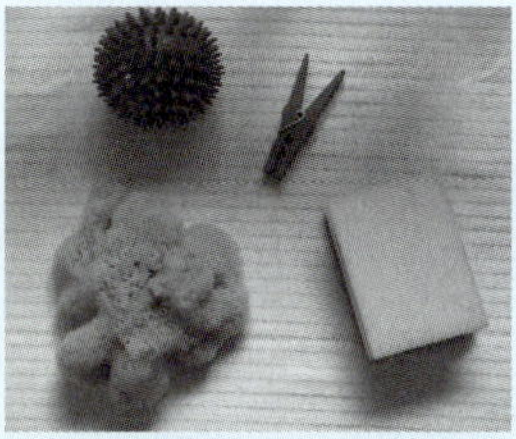

Abb. 26: Übungsmaterialien zur Kraftsteigerung

Geschicklichkeitsübungen

Mit aktiven Geschicklichkeitsübungen kann man die Koordinationsfähigkeit der Muskulatur verbessern. Da jedoch häufig noch Kraft- bzw. Ausdauereinschränkungen vorhanden sind, sollten die Geschicklichkeitsübungen nicht mit zu hoher Intensität durchgeführt werden. Eine zu große Anstrengung könnte zu Muskelverspannungen führen.

Übungsbeispiele:

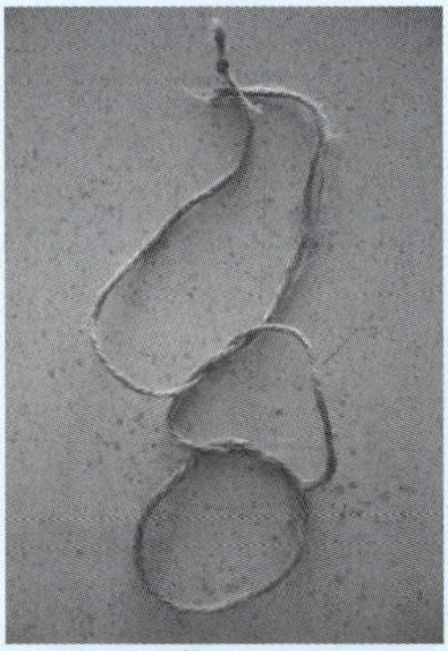

Abb. 27: Übungsbeispiel zur Förderung der Fingergeschicklichkeit

- zwei Kugeln in der Größe von Golfbällen in der betroffenen Hand kreisförmig bewegen
- mit Streichhölzern Türme stapeln
- Muttern auf Schrauben drehen
- im Handel gibt es verschiedene Geschicklichkeits- und Kartenspiele, mit denen man die Handkoordination spielerisch trainieren kann, (beispielhaft genannt seien hier Stapelesel®, Jenga®, Skat oder Uno®)
- Bastelarbeiten, handwerkliches Tun oder leichte und ungefährliche Küchenarbeiten (z.B. Schälen mit dem Schälmesser) können je nach Neigung auch dazu geeignet sein, die Koordination der betroffenen Hand zu schulen

Training von Alltagshandlungen

Die oben genannten Übungen helfen dabei, Funktionen der betroffenen Körperteile zu trainieren. Für den Alltag ist es wichtig, dass die jeweils erlangten Fähigkeiten eingesetzt und durch Wiederholung so weit wieder automatisiert werden, dass sie irgendwann wieder wie selbstverständlich und spontan genutzt werden können. Anfangs kann die betroffene Hand verstärkt die Haltearbeit bei beidhändig auszuführenden Tätigkeiten übernehmen und erst später dann vor allem bei Rechtshändern wieder vermehrt die Hantierfunktion.

Beispiele: Die Aktivitäten, die im Alltag wieder aufgenommen werden sollten, richten sich vor allem nach den Notwendigkeiten, Neigungen und Gewohnheiten der betroffenen Person. Die Tätigkeiten, die geübt werden, können alle Lebensbereiche betreffen:

- persönliche Hygiene und Versorgung (z.B. waschen, anziehen, Zähne putzen, Brot streichen, Fleisch schneiden)
- Haushaltsarbeiten (z.B. Gemüse schälen und schneiden, Kuchen backen, Fenster putzen, Blumen gießen)
- handwerkliche Aufgaben (z.B. schleifen, ein- und ausschrauben, hämmern)
- Gartenarbeiten (z.B. harken, jäten, pflanzen)
- Büroarbeiten (z.B. lochen, abheften, sortieren)

! **Achtung: Die betroffenen Menschen sollten immer selbst entscheiden, welche Tätigkeiten und Aktivitäten sie als bedeutsam für ihr Leben erachten und wieder einüben möchten!**

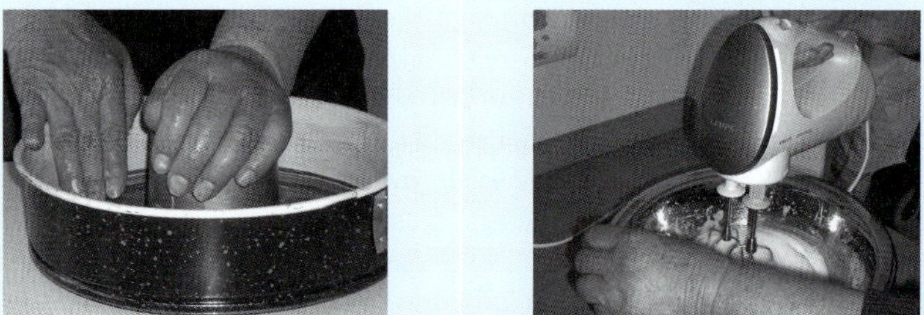

Abb. 28a,b: Eine Schlaganfallpatientin kann ihre betroffene Hand wieder zum Kuchenbacken einsetzen

Übungen für die Füße

Auch Bein und Fuß der stärker betroffenen Körperseite können durch entsprechende Übungen aktiviert werden. Die Übungen dienen ebenso wie bei Hand und Arm dazu, die Sensibilität, die Beweglichkeit und die Geschicklichkeit zu fördern.

- Fußmassageroller benutzen
- Fußbäder machen und danach die Füße gut eincremen oder massieren
- Füße abwechselnd auf die Fersen und auf die Fußspitzen stellen (Abrollvorgang beim Gehen nachahmen)
- Fußzehen anheben
- Gegenstände mit den Zehen aufheben (sehr schwer!)
- Füße aktiv oder passiv bewegen, z.B. kreisen lassen, seitlich bewegen

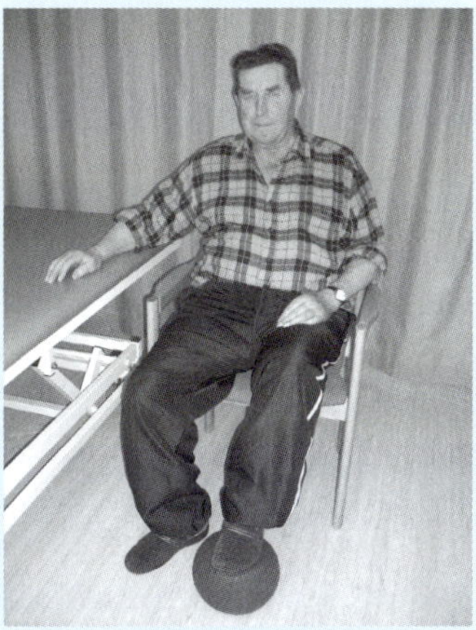

Abb. 29: Bewegen eines Balles mit dem betroffenen Fuß

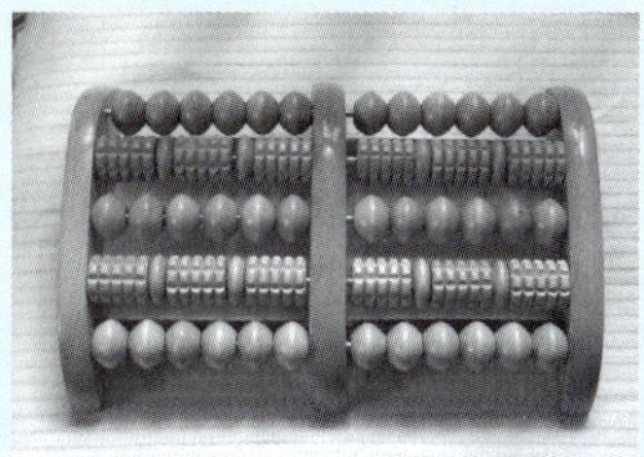

Abb. 30: Beispiel für einen Fußmassageroller

! **Achtung: Übungen, die die Fortbewegung, das Sitzen und das Stehen betreffen, sollten niemals durchgeführt werden, ohne dass zuvor eine gründliche Vorbereitung und Einweisung durch einen Fachtherapeuten stattgefunden hat!**

Hilfreiche Adressen

Stiftungen und Vereine

Stiftung Deutsche Schlaganfallhilfe
Postfach 104, 33311 Gütersloh
Tel.: 01805/093093 (0,12 €/Min.)
Fax: 01805/094094
www.schlaganfall-hilfe.de
E-Mail: info@schlaganfall-hilfe de

Schädel-Hirnpatienten in Not e.V.
Bundesverband für Schädel-Hirnverletzte
Bayreuther Str. 33, 92224 Amberg
Tel.: 09621/63666
Fax: 09621/63663
www.schaedel-hirnpatienten.de
E-Mail: info@schaedel-hirn.de

Sozialverband VdK Deutschland e.V.
Wurzerstraße 4a, 53175 Bonn
Tel.: 0228/820930
Fax: 0228/8209343
www.vdk.de
E-Mail: kontakt@vdk.de

Selbsthilfegruppen

In vielen Städten und Gemeinden gibt es Selbsthilfegruppen für die betroffenen Menschen und ihre Angehörigen. Bitte erfragen Sie die Termine für Treffs und Unternehmungen bei Ihren Gemeinden, in nahe gelegenen Krankenhäusern, bei der Dt. Schlaganfallhilfe e.V., beim VdK (Verein der Körperbehinderten e.V.) oder bei den behandelnden Ärzten oder Therapeuten. Weitere Unterstützung kann NAKOS geben:

NAKOS Nationale Kontakt- und Informationsstelle zur Anregung und Unterstützung von Selbsthilfegruppen
Wilmersdorfer Str. 39, 10627 Berlin
Tel.: 030/31018960
www.nakos.de

Internet-Adressen

www.dve.info
www.kompetenznetz-schlaganfall.de
www. medizinfo.de
www.m-ww.de
www.schlaganfall-hilfe.de
www.schlaganfall-info.at

Informationen über ambulante Therapieangebote in Ihrer Nähe

Deutscher Verband der Ergotherapeuten e.V.
Becker-Göhring-Str. 26/1
76307 Karlsbad-Ittersbach
Tel.: 07248/91810
Fax: 07248/918171
www.dve.info

Deutscher Verband f. Physiotherapie
Zentralverband der Physiotherapeuten/Krankengymnasten (ZVK) e.V.
Deutzer-Freiheit 72-74, 50679 Köln
Tel.: 0221/9810270
www.zvk.org

Deutscher Bundesverband für Logopädie e.V.
Augustinusstr. 11a, 50226 Frechen
Tel.: 02234/379530
www.dbl-ev.de

Literaturtipps

Quellenangaben

Affolter, Félicie: Wahrnehmung, Wirklichkeit und Sprache, Villingen-Schwenningen: Neckar Verlag, 1987

Aichner, Franz; Holzer, Eduard: Schlaganfall. Ein Ratgeber, Wien: Springer Verlag, 2000

Bauder, Heike; Taub, Edward; Miltner, Wolfgang H.R.: Behandlung motorischer Störungen nach Schlaganfall. Die Taubsche Bewegungsinduktionstherapie, Göttingen: Hogrefe Verlag, 2001

Butler, David S.; Jones, Mark A.: Mobilisation des Nervensystems, Berlin: Springer Verlag, 1995

Davies, Patricia M.: Hemiplegie. Ein umfassendes Behandlungskonzept für Patienten nach Schlaganfall und anderen Hirnschädigungen, Berlin: Springer Verlag, 2002

Geisseler, Trudy: Halbseitenlähmung. Alltag ist Therapie – Therapie ist Alltag, Heidelberg: Springer Verlag, 2005

Pschyrembel. Klinisches Wörterbuch, Berlin: Verlag Walter de Gruyter, 1998

Johnstone, Margaret: Therapie der vaskulären Hemiplegie, München: Pflaum Verlag, 2000

Kornhuber, Malte; Zierz, Stephan (Hrsg.): Die neurologische Untersuchung, Darmstadt: Steinkopff Verlag, 2005

Perfetti, Carlo: Der hemiplegische Patient. Kognitiv-therapeutische Übungen, München: Pflaum Verlag, 1997

Rentsch, Hans Peter; Bucher, Peter O.: ICF in der Rehabilitation: Die praktische Anwendung der internationalen Klassifikation der Funktionsfähigkeit, Behinderung und Gesundheit im Rehabilitationsalltag, Idstein: Schulz-Kirchner Verlag, ^{2}2006

Belletristik

Bauby, Jean-Dominique: Schmetterling und Taucherglocke, München: Deutscher Taschenbuchverlag, 1998

Baursch, Eugen: Die Blitze des Zeus, Tagebuchaufzeichnungen eines Schlaganfallpatienten, Toppenstedt: Schmitz Verlag, 2005

Greenfield, Susann A.: Reiseführer Gehirn, Heidelberg: Spektrum Akademischer Verlag, 1997

Menninger, Dieter: Lerne Abschied nehmen. Protokolle eines Schlaganfalls, Frankfurt a.M.: Fischer Verlag, 1992

Sacks, Oliver: Der Mann, der seine Frau mit einem Hut verwechselte, Reinbek: Rowohlt Taschenbuchverlag, 1990

Zimmer, Dieter: Die gelbe Karte. Mein zweites Leben nach dem Schlaganfall, Bergisch Gladbach: Bastei Lübbe Verlag, 2002

Zeitschriften und Broschüren

Folgende Broschüren enthalten viele nützliche Tipps und können bei der Deutschen Schlaganfallhilfe gegen eine geringe Spende bezogen werden:

- Schlaganfall-Magazin
- Wieder zu Hause
- Wege zu Sozialleistungen
- Wen es trifft ... Informationen zum Schlaganfall

Stiftung Deutsche Schlaganfallhilfe
Postfach 104, 33311 Gütersloh
Tel.: 01805/093093 (0,12 €/Min.)
Fax: 01805/094094
www.schlaganfall-hilfe.de
E-Mail: info@schlaganfall-hilfe de

Weiterführende Fachliteratur

Berting-Hüneke, Christa: Sekundärprophylaxe bei Hemiplegie. Eigenprogramme für Patienten individuell zusammenstellen, Berlin, Heidelberg: Springer Verlag, 2000

Habermann, Carola; Kolster, Friederike (Hrsg.): Ergotherapie im Arbeitsfeld Neurologie, Stuttgart: Thieme Verlag, 2002

Minkwitz, Kirsten; Platz, Thomas: Armmotorik nach Schlaganfall. Neue Ansätze für Assessment und Therapie, Idstein: Schulz-Kirchner Verlag, [4]2004

Paeth Rohlfs, Bettina: Erfahrungen mit dem Bobath-Konzept, Stuttgart: Thieme Verlag, 1999

Vollmüller, Ute: Zentral bedingte Sensibilitätsstörungen und ihre Behandlung. In: Ergotherapie & Rehabilitation, 3/1999. S. 185-191

Glossar

Affolter-Konzept	Therapiekonzept für wahrnehmungsgeschädigte Patienten, bei dem v.a. durch Führen der Patientenhände vom Therapeuten die Umwelt und Alltagshandlungen wieder erfahrbar gemacht werden
Agnosie/Dysgnosie	vollständige/teilweise Unfähigkeit, Gegenstände zu erkennen
Agrafie/Dysgrafie	vollständige/teilweise Unfähigkeit, zu schreiben
Akalkulie/Dyskalkulie	vollständige/teilweise Unfähigkeit, zu rechnen
aktiv	der Patient führt bestimmte Tätigkeiten selbst durch (oder übernimmt Teilschritte einer Handlung)
Alexie/Dyslexie	(teilweise) Leseunfähigkeit, trotz intakten Sehvermögens
Amnesie	Gedächtnisverlust
Anosognosie	Unfähigkeit, die Auswirkung einer Erkrankung einzuschätzen und auf sich zu beziehen
Aphasie/Dysphasie	Störung des Sprechens, der Sprachverarbeitung und/oder des Sprachverständnisses
Apoplex	Schlaganfall
Apraxie/Dyspraxie	(teilweise) Störung der Bewegungs- und/oder Handlungslanung und -ausführung von Alltagshandlungen, oft trotz intakter motorischer Fähigkeiten
Ataxie	eingeschränkte Koordinationsfähigkeit der Muskulatur, mangelnde Feinabstimmung bei Bewegungen
Bobath-Konzept	Behandlungskonzept für Patienten nach Hirnschädigung, bei dem mittels Alltagshandlungen und speziellen Übungen spastische Muster gelöst und schlaffe Muskeln wieder aktiviert werden
Dys...	griech. Vorsilbe, abweichend, schlecht, Störung eines Zustands/ einer Tätigkeit
Ergotherapie	Heilmittel, bei dem die Wiedererlangung von Selbstständigkeit im Alltag, in der Freizeit und im Beruf im Vordergrund steht
Feinmotorik	feine Greif- und Manipulationsbewegungen der Hand
Grobmotorik	größere Bewegungen des gesamten Schulter-Arm-Bereiches
Hämorrhagie	Blutung
Handling	Oberbegriff für alle Handgriffe, die (von Pflegenden oder Therapeuten) am oder mit dem Patienten ausgeführt werden

Handödem	vermehrte Ansammlung von Gewebeflüssigkeit in der Hand aufgrund gestörten Rückflusses durch mangelnde Bewegungsfähigkeit und Muskelkraft
Hemianopsie	halbseitiger Gesichtsfeldausfall
Hemiparese	unvollständige halbseitige Lähmung, d.h. Restbewegungen sind vorhanden
Hemiplegie	vollständige halbseitige Lähmung ohne Restfunktion
Hemisphäre	Hirnhälfte
hypo...	zu wenig ... (z.B. Muskelspannung)
hyper...	zu viel ...
Hyperästhesie	gesteigerte Reizempfindung, z.B. leichte Berührung wird als Schmerz empfunden
Inkontinenz	unkontrollierbarer Harndrang
Insult	anderes Wort für Schlaganfall
Ischämie	Mangeldurchblutung
kognitiv	höhere Gehirnleistungen betreffend, z.B. etwas planen und umsetzen
Kontraktion	Muskelanspannung
Läsion	Verletzung
Logopädie	Fachbereich für Behandlung von Sprech-, Sprach- und Schluckbeschwerden sowie des Sprachverständnisses
Neglect	Vernachlässigung und Nichtbeachtung der gelähmten Körperseite
passiv	Bewegungen oder Handlungen kann der Patient nicht selbst ausführen
pathologisch	krankhaft
physiologisch	der Norm entsprechend
Physiotherapie	Fachbereich, der Funktionsausfälle des Bewegungsapparates und der Fortbewegung behandelt
Prophylaxe	Vorbeugung von Schäden
Pusher-Syndrom	Körperwahrnehmungsstörung, bei der der Patient zur stärker betroffenen Seite drückt, z.B. im Stehen, im Sitz
spastisch	krankhaft erhöhter Spannungszustand der Muskulatur mit verminderter Bewegungsfähigkeit
Subluxation	herunterhängender Oberarmkopf und Schulterblatt aufgrund mangelnder muskulärer Stabilität der gelähmten Seite
Tonus	Spannungszustand der Muskulatur